「ストレスに負けない人」の習慣、ぜんぶ集めました。

工藤孝文［監修］
ホームライフ取材班［編］

JN208747

青春新書
PLAYBOOKS

「ストレスに負けない人」に変身し、元気に生きていこう！

上司が仕事を押しつける。部下が言うことをきかない。得意先が理不尽な要求をする。仕事が忙し過ぎる。家族が口を聞いてくれない。友人が陰で悪口を言う。腹が立つ、不安が募る、焦ってしまう、モヤモヤする……。

生きている限り、ストレスと無縁ではいられない。しかし、なかにはうまくかわしたり、ストレスになりそうな種を早くつぶしたりするのが上手な人がいる。

そういった人は、すぐに心が弱ってしまう人とどこが違うのか？　本書では徹底的にリサーチした結果、日ごろの習慣が最大のポイントであると結論づけた。

そこで、ストレスに負けない人の意外な考え方、脳をだます方法、ストレスをためないコツ、いざというときの逃れ方、仕事で使えるポイント、心と体の休め方、毎日の楽しみ方、食事や運動の仕方など、幅広い角度から根拠のあるものを選び出した。

ピックアップした１２０余りの習慣は、いずれも暮らしや仕事に取り入れやすいものばかり。ストレスに弱い人から強い人へと、変身するための参考書になれば幸いだ。

part 1 ストレスに負けない人の考え方の習慣、ぜんぶ集めました。

part 2
ストレスに負けない人のためない習慣、ぜんぶ集めました。

part 3

ストレスに負けない人の逃れる習慣、ぜんぶ集めました。

part 4 ストレスに負けない人の脳をだます習慣、ぜんぶ集めました。

part 5 ストレスに負けない人の仕事の習慣、ぜんぶ集めました。

part 6

ストレスに負けない人の心と体を休める習慣、ぜんぶ集めました。

part 8 ストレスに負けない人の食べ方の習慣、ぜんぶ集めました。

part 9 ストレスに負けない人の体を動かす習慣、ぜんぶ集めました。

part 10

心と体をじわじわ蝕む ストレスな習慣、ぜんぶ集めました。

part

1

ストレスに負けない人の
考え方の習慣、
ぜんぶ集めました。

「なんとかなる」「まあ、いいか」
失敗しても「やっちゃった（笑）」
ストレスに負けない人は、
気持ちをさっと切り替えて、
毎日、楽に過ごしている。

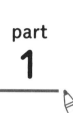

心配ごとの97%は起こらないと、気を楽に持って過ごす人は強い

いまやっていることは、結局、失敗するのではないか……と意味もなく、漠然とした不安を抱える人は少なくない。しかし、ストレスに負けない人は、無駄な心配はしないものだ。

米国シンシナティ大学の研究では、人が不安に思うことの85%は起こらないという結果になった。しかも、残りの15%についても、うまく対処さえすれば79%が避けられる。１００の不安や心配ごとがあっても、そのうち実際に起こるのはわずか３つしかないのだ。

ほかの研究を見ても、やはり心配ごとのほとんどは現実には起こらない。取り越し苦労でストレスを感じるなど、バカバカしいというしかないだろう。悲観的になることなく、もっと楽な気持ちで生きてみよう。

自分では変えられないことは考えても無駄。こう思う人はストレスに負けない

あの上司はどうして、いつも部下の悪口を言うのか。同僚のあいつには、もう少し気配りができてほしいのだが……。身近な人の納得できない行動を目にして、イライラしたり怒りを覚えたりしたことはないだろうか。

こうしたタイプの人は、球史に残る名選手の考え方に学んでみたい。

松井秀喜選手はヤンキース時代、厳しい目を向けるニューヨークのメディアについて、「自分がコントロールできないことに関心は持ちません」と言い切った。イチロー選手も考え方は同じで、首位打者争いをしているとき、「ほかの打者の成績は僕には制御できない。意識することはない」と語った。

他人の言動は変えられない。モヤモヤと気に病んでも、ストレスの種になるだけだ。コントロールできないことについては、気にしないように努めてはどうだろう。

失敗しても落ち込まないで、「やっちゃった」と笑い飛ばす

仕事で単純なミスをしたり、思いもよらない原因で人間関係を悪くしたり。こういったとき、ああ、やってしまった……と落ち込んではいないだろうか。

真面目な人ほど、失敗したことを悔やんで、自分を責めてしまう傾向にある。しかし、いくら努力を重ね、周囲に気をつかっていても、ときには望まない結果が出るのは避けられない。そのたびに大きなストレスを感じ、いちいち心を沈ませるのはやめたほうがいい。

ストレスに強い人は、少々の失敗なら、自分を責めたり悔んだりする前に、起こったことを笑い飛ばす。現実から目をそむけるのではなく、やってしまったことを潔く認めるのだ。「やってしまった」ではなく、「やっちゃった」。とりあえずいったん笑って、次に向かう。そうすれば、楽な気持ちで物事に向き合える。

無理なことは「できない」ではなく、「やらない」と言うとストレスが消えていく

やったことのない何かに挑む、あるいは、難しい案件を任されそうになったとき、すぐに「できない」と思う人がいる。確かに、取り組んでも成功しそうにないことには、「できない」と感じるのも無理はない。けれども、「できない」と思う経験が積み重なるにつれて、自己肯定感が低下していく恐れがある。

自己肯定感は前向きに人生を歩むうえで、非常に大切な要素。この感覚が低下すると、自分に自信がなくなっていく。「できない」ことに対する恥ずかしさ、情けなさがストレスになり、気持ちが落ち込んでしまう。

一方、マイナスの感情に陥らない人は、不可能なことに対して、「できない」ではなく「やらない」と思う。自らの積極的な判断なのだから、恥ずかしさはなく、自己肯定感も低下しない。ちょっとしたことだが、心を左右する効果は大きいものだ。

2か月ごとにやりたいことを考えると、ストレスがたまらず幸せ気分が続く

ワクワクするようなイベントの予定を立てるのは楽しいものだ。桜の時期には花見の名所巡り、新緑の季節は山歩き、夏休みは南の島へ旅行といった具合。こうした前向きな予定を立てる習慣のある人は、日ごろ、ストレスをあまり感じない。

オランダの研究によると、旅行を計画した場合、その予定に向けて約2か月の間、幸せな気分が続くという。つまり、その間はストレスを軽くできるわけだ。予定が実行されると、心の状態はいったんリセットされるが、次のイベントが控えていると、幸せな気分がまた新たに湧き起こる。

ということは、ほぼ2か月ごとに何かの楽しみを予定していると、1年中、プラスの感情に包まれる。何か楽しみを見つけて予定表に書き込み、その日に向けて気分を盛り上げていこう。

「ありがとう」と言えば言うほどストレスが遠ざかっていく

エレベーターに乗ろうとしていると、トビラが閉まりかけた。すると、先に乗っている人が「開」ボタンを押してくれた。

このとき、あなたが口にする言葉は、「すみません」「ありがとうございます」のどちらだろう。

自分もまわりも明るい気持ちになれるのは、もちろん後者のほうだ。そして、「ありがとう」と口にすればするほど、ストレスのない毎日をおくることもできる。食品メーカーのネスレ日本が行った「日常の感謝行為」に関するアンケート調査が興味深いので紹介しよう。

この調査は、10代から50代までの男女1000人が対象。「ありがとう」を1日に20回以上言う人の場合、その36・6％がストレスを受けても1日たてば忘れると答えた。一方、まったく言わない人では、その40・5％がストレスを1週間以上引きずるという結果になった。

アンケートでは、ストレスと幸福度の関係についても調査。「ありがとう」を1日に20回以上言う人の幸福度は平均6・8点だったのに対して、まったく言わない人は平均4・4点しかなかった。「ありがとう」を口癖にするだけで、幸福度が1・5倍にアップするわけだ。

まるで魔法のような力を持つ「ありがとう」。同じようなシーンでよく使われる「すみません」と比べて、感謝の気持ちが伝わりやすい効果もある。

「すみません」には、どうもお手をわずらわせました、おかげで助かりました、といったやや複雑なニュアンスが含まれている。このため言われたほうに、余計なことをしたのかな？とマイナスの気持ちを抱かせる場合もあるからだ。

これからは「すみません」を「ありがとう」と言い換えよう。そうすれば、気持ちがストレートに伝わり、言われた相手もぐっとうれしくなる。ストレスを早く忘れ、幸福度がアップして、人間関係も円滑になると、いいことづくめだ。

「もうだめだ」ではなく、「なんとかなる」と思う人は打たれ強い

生きていると、誰でもピンチに陥るときはある。たとえば、仕事先との間に深刻なトラブルが発生した。上司との折り合いが悪くなった。部下が言うことを聞いてくれない。あるいは、パートナーとの関係が良くない。突然、体調を崩した。親が年を取って介護が必要になった。

こういったピンチに直面したとき、やってはいけないのが、「もうだめだ……」と思ってしまうことだ。追い詰められたと認めれば、ストレスが心身を直撃してしまう。

ストレスに負けない人は、一見、ピンチだと思われる状況になっても、決して弱気にはならない。確たる根拠はなくても、「なんとかなるだろう」とあえて口にする。

こうすれば、気持ちが萎縮することなく、解決策が見つけやすくなるものだ。「もうだめだ」は禁句にしよう。

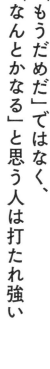

「もうだめ」と言いそうになったら、「もうだめ、かもしれない」と言い直す

「もうだめだ」という言葉は、何かを乗り越えられないという終了の合図。ストレスをうまく処理できる人は、決して口にしない。「できない」「終わった」「もう無理」などの言葉も、非常にネガティブな意味を持っている。これらのフレーズが頭のなかに浮かぶだけで、前向きな気持ちがしぼんでいくことだろう。

つい、こうした言葉を口に出してしまったときは、ひと言、つけ加えてみよう。「かもしれない」というあいまいな言葉だ。

「もうだめ、かもしれない」「できない、かもしれない」「終わった、かもしれない」「もう無理、かもしれない」。こう言い換えれば、まだ乗り越えるための妙案があるのではないか、という気になってくるものだ。意識をポジティブな方向に変える手段として覚えておこう。

「～すべき」という考え方を変えると、それだけでストレスが軽くなっていく

仕事や人間関係など、さまざまな面で融通が利かない人がいる。そうした人がよく使うのが「～すべき」という言い回しだ。仕事開始15分前には職場に着いておくべき。いつも愛想良くふるまうべき。毎食、必ず野菜を食べるべき。こうした「べき」にこだわり、守れなかったときには自分を責め、強いストレスを感じてしまう。

杓子定規な人の多くは、こうした「べき」を他人にも求める。そして、まわりの人が違う言動を取った場合、イヤな気分になって反発したり、モヤモヤが頭から離れなかったりする。これらも心を重くするストレスだ。

一方、「べき」にとらわれない人の場合、物事を柔軟にとらえるので、自分の考えと少々違ったことでも受け入れられる。どちらが楽に生きていけるのかは明らかだ。頭の固い「べき」派の人は、考えを改めてみてはどうだろう。

「まあ、いいか」と声に出して、気持ちをさっと切り替える人を見習う

「しなければならない」「～すべき」といった考え方を「マスト（must）思考」ともいう。自分なりの規律にしたがって行動するので、すべてに芯が一本通ってはいる。けれども、うまくいかなかった場合はストレスの原因になってしまう。

これに対して、「オーウェル（oh well）思考」という考え方もある。日本語に訳せば、「まあ、いいか」といった感じだ。

オーウェル思考はマスト思考とは正反対。「まあ、いいか」という言葉には、いい加減さやあきらめといったニュアンスも含まれているが、オーウェル思考はそういう考え方ではない。

うまくいかなかったときに落ち込まず、もう起きてしまったことだからと引きずらない。多少のミスは気にしないで、気持ちを早く切り替える。物事を悲観的にとらえ

ず、楽観的に受け止め、気持ちの負担にならないようにする方法だ。

　マスト思考で行動する人は、小さな失敗をしても落ち込んでしまいがち。加えて、自分以外にも厳しい規律を求める傾向にあるので、人から煙たく思われることが少なくない。

「べき」の押しつけから、人間関係を悪くすることもあるだろう。こうした考え方自体が、ストレスの大きなもとになっている。

　一方、オーウェル思考の人は自分は自分、人は人と切り離して考える。他人の行動があまり気にならないので、マスト思考の人と比べると、人間関係から生まれるストレスがはるかに少ないものだ。

　心穏やかに生きていくには、マスト思考よりもオーウェル思考のほうがずっといい。「べき」の考え方がクセになっている人は、100%の成功を求めないで、そこそこの70〜80%でもいいと思える柔軟性が大切だ。

　ストレスをなくすためには、「べき」ではなく、「まあ、いいか」を口癖にすることをおすすめする。

ストレスに強い人は、みんなから好かれなくても平気

まわりの多くの人に好かれたら、心穏やかに楽しく暮らしていけそうだ。だからといって、誰にでも愛想良くし、好感を持ってもらおうとする必要はない。

米国の臨床心理学者、カール・ロジャース氏が提唱した「2：7：1の法則」によると、人は誰とでも気が合うわけではない。自分のまわりにいる10人のなかで、2人しか気の合う人はおらず、1人は全然気が合わなくて、残りの7人はどちらでもないという。

人間関係をとくに大事にしたいのは、10人中たった2人でいい。全員から好かれようとしても、無駄な労力を使うだけなのだ。

八方美人のように人に接するのをやめれば、人間関係のストレスは格段に少なくなることだろう。

浅くて広い交流よりも、狭いけど深い仲の友人を大事にする

より良い人生を得るには人脈こそが大事だと、積極的に交流に励む。深く理解し合わなくてもいいので、広く人とのつながりを求めようとするわけだ。

こういった行動は、目先の仕事など、短いスパンで考えるとメリットがあるだろう。とはいえ、長い目で見ると決してそうではないと、米国ハーバード大学の研究で明らかになっている。

「人生に幸せをもたらすものは何か」をテーマに、1930年代から進められている長期的な研究では、強く結びついた親しい友人が数人いるほうが、浅いつき合いの人が数多くいるよりも重要だという結果が出た。

広く浅くという交流の仕方は、よほど社交的な人でなければ、心の負担になりそうだ。無理なく共感できる友人や仲間を大事にしてはどうだろう。

「想定内」を大きくかまえる人は、突発的な出来事に右往左往しない

これは良い出来だと、我ながら思っていた企画を酷評された。あるいは、友人の態度が急に冷たくなった。こういった予想もしていなかった事態が発生すると、大きなストレスを受けてパニックになる人がいる。

人は想定外の出来事に弱いものだ。予想していた範囲内なら、たとえ悪いことが起こっても、それほど動揺しないで済む。しかし、思いもよらなかった出来事が起こると、強いインパクトを受けて心が激しく揺れ動いてしまう。

想定外の事態をしっかり受け取めるには、これから起こるさまざまなことについて、あらかじめ備えておく必要がある。「想定」そのものを大きくとらえておくのだ。ストレスに強い人なら、ごく自然に身についている習慣だろう。

とはいっても、起こるかもしれないパターンを限りなく考えるわけではない。そん

なことをしていたら、事前に心の準備をするだけで疲れてしまう。

インパクトを弱めるコツは、起こるかもしれないパターンのなかに、自分にとって良くない結果も想定すること。こうしておくと、たとえ悪い事態が起こってしまっても、あらかじめ考えていた範囲内から出ないので、さほど動転しないで受け止められるものだ。

ただし、想定を広げる際、悪い方向に気を取られ過ぎてはいけない。物事をネガティブにとらえるクセがついてしまい、漠然とした不安を常に抱えることになりかねないからだ。

悪い事態に対する心の準備に加えて、最高の結果についても、必ず想像しておくようにしよう。たとえば健康診断を受ける際、再検査の通知がいくつも来るという悪い結果とともに、健康そのものだと証明される明るい結果も想像するのだ。

こうしておけば、心のなかでバランスが取れて、ストレスを過大に感じなくて済む。明るい結果については、それによって湧き起こる喜びなどのプラスの感情も想像しておこう。そうすれば、よりポジティブに物事に向き合えるようになる。

物事を俯瞰する習慣がある人は、視野が広いからストレスに悩まない

仕事で問題を抱えて、ストレスをためている。または、人間関係のトラブルを気に病んでいる。こうした場合、自分とまわりの狭い範囲だけを見ていることが多い。ひとことでいえば、視野が狭いのだ。

サッカーを例にあげてみよう。サッカーコートは１０５ｍ×６８ｍ（ＦＩＦＡ推奨）と広く、選手がボールだけを追っていたらまともな動き方はできない。空を飛ぶ鳥の目のように俯瞰《ふかん》した視点により、コート全体の動きをとらえる必要がある。

仕事や人間関係がもつれたときも同じ。広い視野で見ることによって、トラブルの原因や正しい方向性がわかるようになる。主観だけではわからなかったことが、客観性を加えれば明らかになってくるわけだ。ストレスをコントロールする重要なテクニックなので、ぜひ身につけておきたいものだ。

イライラしない人は、適度に愚痴をこぼしてガス抜きをする

職場の上司が納得できない指示をする。部下が思うように動いてくれない。友人に本を貸したのだが、もう2か月も返そうとしない。ゴミ出しの日でないときに生ゴミを捨てる人がいる……。

腹が立って仕方がない事件から、心がモヤモヤする程度のトラブルまで、生きていく以上、さまざまなストレスから逃れられない。イヤな気持ちをため込んでいると、精神的にまいってしまう。どこかでうまく発散し、スッキリした気持ちを取り戻すことが肝心だ。

そこで、ストレスを上手にかわす人の行動を紹介しよう。不満やイライラをため込まないで、愚痴として誰かに聞いてもらうのだ。

「上司がほんと、頭の固いやつでねえ」「どう思うよ、あの人の行動」などと、思っ

たことをストレートに話す。多くの場合、それに対して、「うん、うん」「困ったもんだよねえ」と言った軽い答えが返ってくるだろう。それで問題が解決するわけではないが、気持ちがふわっと軽くなる。

愚痴をこぼすなんてみっともない、と思う人がいるかもしれないが、ストレスを軽くする効果が高いので試す価値は大いにある。

問題は誰に愚痴を言うかだ。配偶者がいる場合、相手になってもらうのがいちばんいいが、「そんな話、聞きたくない」などと冷たくあしらわれる人もいそうだ。そういった場合、普段から価値観の近い人と親しくなっておき、いざというときに相手になってもらおう。

注意しておきたいのは、愚痴を「吐き出す」ような勢いで話すと、ネガティブな感情がより大きくなって、ストレスをさらに強く感じてしまいかねないことだ。言われる相手も嫌になって、人間関係が気まずくなり、新たなストレスを生む可能性もある。あくまでも、愚痴は「こぼす」程度にとどめるのがポイントだ。

情けは人のためならず。人の幸せを願うと不安な気持ちが薄れる

「情けは人のためならず」ということわざがある。言葉の並びからストレートに、親切にするのは人のためにはならない、だからやらないほうがいい、と思っている人もいるようだが、もちろん間違っている。

正解は、親切にすると相手のためになるだけではなく、やがては自分に戻ってくるという意味だ。このよく知られていることわざの正しさを、米国アイオワ州立大学が科学的に証明した。

研究は496人の大学生を対象に、人の幸せを願うことが気持ちにどう影響するのかを調査。参加者は4グループに分かれて、大学キャンパスを12分間散策し、すれ違う人に対して、グループごとに違うことを心のなかで考えた。

1つ目のグループは、その人が幸せになってほしいと、優しい気持ちを抱いた。

2つ目のグループは、その人と自分が、同じ希望やストレスを抱えていたり、同じ店で食事をしたり、といったように何かでつながっている可能性を考えた。

3つ目のグループは、その人よりも自分のほうが優れていそうだと考え、相手を見下すようにした。

4つ目のグループは、その人の服装や持ち物、化粧などの見た目を考察した。

こうした散策の前後に、幸福度や不安、生活への満足度、共感性といった項目を調べてスコア化。その結果、人の幸せを願った1つ目のグループでは、散策後に幸福度が最も高くなり、不安の度合いも目立って低くなった。

研究の結果には、参加者の個性は反映されなかった、とも報告されている。もともと優しい性格の人でも、自分勝手な人でも、他人の幸せを願うことにより、自分の幸福度が増すというわけだ。

まさしく、情けは人のためならず。不安をなくし、幸せ気分を高めるには、まったく赤の他人に対して優しい気持ちを持てばいい。日ごろから心にとめて、実行してみてはどうだろう。

part

2

ストレスに負けない人の
ためない習慣、
ぜんぶ集めました。

人間、誰にでもストレスはある。
どんどんためていく人と、
片っ端から忘れる人は、
いったいどこが違うのか？
ためない習慣を徹底リサーチ！

ストレスをためない人間関係のコツ。

不平や不満の多い人とはつき合わない

現状に満足しており、愚痴や泣き言などをほとんど言わない人。不平不満なことだらけで、悪口や陰口をしょっちゅう言っている人。ストレスをためない人は、前者のタイプと親しくし、後者のような人は避けるようにしているものだ。

人には残念ながら、「ネガティビティ・バイアス」がある。ポジティブなことよりも、ネガティブなことのほうに注意が向き、記憶に残りやすいという性質だ。この心理から、不平不満の多い人とよく接すると、同じようなものの見方をするようになって、いつの間にか自分もネガティブな言動を取るようになってしまう。これでは、ストレスがたまっていくばかりだ。

楽な気持ちで生きていくため、不平不満や愚痴、悪口、陰口などの多い人とはつき合わないようにしよう。

マイナスの感情が伝染しないように、不機嫌な人には近寄らない

不平不満があってもぐっと耐えて、愚痴や悪口なんかは言わない。ただし、眉間に深いシワを寄せたり、口をへの字に結んだりと、マイナスの感情はしっかり表情に出る。こういった人にも、できるだけ近寄らないほうがいい。

その根拠となるのは、米国国立衛生研究所が行った研究だ。①恐怖や怒りの表情を浮かべた人、②恐怖心を覚える虫や動物、③事故や爆発、向けられた拳銃――以上3パターンの不安や恐怖をあおる画像を見せたのち、脳の扁桃体《へんとうたい》について調べた。その結果、①のイヤな表情を見た場合のみ、激しく反応した。

扁桃体が反応するのは、何か良くない感情が湧いたとき。イヤな表情を浮かべている人のそばにいると、自分にもマイナスの感情が移ってしまうわけだ。見るからに不機嫌そうな人には近寄らないのが賢明だ。

不安になったときには、信頼できる人の言動を真似してみる

新しい仕事や難しそうな作業に取り組むとき、ちょっと不安を感じてしまう場合もあるだろう。こうした際、不安を上手になだめて良い結果を出す人は、自分が信頼できる人の真似をする。

「好きな人の選択」と「多くの人がした選択」のどちらの真似をしたほうが好結果に結びつくのか。このような興味深い実験を、南デンマーク大学が1万人以上を対象に行った。すると、「好きな人」を真似したほうが良い結果につながるとわかった。

ストレスをためない人は普段から、信頼できる上司や先輩などの言動を観察し、このようなケースではこういったやり方をするのか、と頭に入れている。そして、困難な案件を前にしたときなど、いざというときに頭の引き出しから取り出して、信頼できる人の言動をお手本にする。この方法を参考にしてみてはどうだろう。

テレビで暗いニュースが流れたとき、すぐにチャンネルを替えると落ち込まない

事件や事故を取材するジャーナリストたち。ショッキングなことには慣れているはずだが、それでも凄惨な事件にかかわった場合、不安障害や抑うつなどのPTSD（心的外傷後ストレス障害）を発症しやすいという研究結果がある。

一般の人の場合、なおさら、悪いニュースからマイナスの影響を強く受けてしまうだろう。米国ミシガン大学ではポジティブな内容、ネガティブな内容、中立的な内容の3タイプのニュースを14分間見て、感情にどのような変化があるのかを調べた。その結果、ネガティブなニュースを見たグループのみ、不安や悲しみなどの感情が大きくなり、個人的な心配ごとまで大げさにとらえるようになる傾向が見られた。

心が痛むようなニュースは、負の感情を湧き起こすスイッチになりかねない。ストレスをためない人は、そうしたニュースはあえて避けるようにしているものだ。

ストレスで胸がモヤモヤしたときには、深い腹式呼吸で自律神経を整える

不安や緊張に襲われたとき、呼吸が速くなっていると感じたことはないだろうか。これは呼吸と自律神経が深く関係しているからだ。

元気に活動しているとき、あるいはストレスにさらされているときには、自律神経のなかでも交感神経が優位になっている。こうした場合、呼吸は自然と浅くて速くなっているはずだ。

一方、リラックスした姿勢で、穏やかな気持ちになっているとき、活発に働く自律神経は副交感神経。こうした安静時、呼吸はゆっくりとリズムを刻み、深く息を吸って長く吐いている。

じつは、呼吸は自律神経をコントロールできる唯一の方法だ。ストレスをためない人は、この関連性をうまく利用し、ストレスを感じたときには深くゆっくりした呼吸

を心がける。これで不思議なことに、交感神経が副交感神経に切り替わり、緊張していた心身がだんだんリラックスしていく。

呼吸で自律神経を刺激するにはコツがある。肺が収まっている胸郭を主に動かす胸式呼吸ではなく、お腹を使う腹式呼吸を意識して行うのだ。

腹式呼吸をすると、胸郭の最も下の部分にある横隔膜が動き、その周辺に多く存在する副交感神経が刺激される。なかでも重要なのが息を吐くときで、収縮していた横隔膜がゆるんで一層強い刺激を与えられる。

慣れれば立っていても座っていても、無理なく腹式呼吸ができるようになる。寝て行う場合は、仰向けでひざを立てるとお腹が大きく動きやすい。

口から息をしっかり吐き出したのち、ゆっくり4秒ほどかけて、お腹をふくらませながら鼻から息を吸い込む。そして、また4秒ほどかけて、口からゆっくり吐き出す。吸ったあと、息を数秒止めてから吐き出すと一層効果的だ。

慣れないうちは、へそのすぐ下の部分に両手を当てて行うといい。お腹がどのようにふくらみ、へこんでいくのかがよくわかるはずだ。

背すじを伸ばしている人が、気力にあふれているのには理由がある

顔を前に突き出して、背中が丸まっている猫背の人。これに対して、背すじがシュッと伸びて、立ち姿が一直線になっている人。どちらから好印象を受けるかといえば、背すじが伸びている人のほうだろう。

この見るからに気持ちのいい姿勢は、人に与える印象が好ましいだけではない。じつは元気が出て、ストレスを感じにくいのだ。一方、背中が丸まった姿勢で長い時間を過ごすと、何だか無気力になってストレスもたまってしまう。

姿勢と心の状態の関連性についての研究報告は数多い。ある研究では、背すじを伸ばして座ったグループと、背中を丸めて座ったグループに自己評価をしてもらったところ、両者に明らかな違いが出た。ポジティブな結果が表れたのは、背すじを伸ばして座ったグループ。自分の考えに自信を持つ人が多く、将来についても明るい見通し

の考え方を示した。

別の実験では、堂々とした姿勢と縮こまった姿勢、ふたつのグループの人たちにギャンブルをしてもらったところ、前者のほうがリスクの高い賭けにひるまず、積極的にチャレンジした。

堂々とした姿勢を保った人たちは、ストレスが強くかかる状態で多く分泌されるコルチゾール、別名「ストレスホルモン」の量が少なく、ストレスをあまり感じていないこともわかった。

ほかにも背すじを伸ばすか丸めるか、顔の向きは上か下か正面か、これらを組み合わせて心の変化を調べた実験もある。やはりこの場合も、背中を丸めて顔を下に向けるという、見るからに良くない姿勢を取ると、最も気分が落ち込んでしまった。

猫背の姿勢を長く取ると首の筋肉が緊張し、頭部に供給される血液量が減る。このため、脳の働きが低下して、さまざまな面で悪影響が出ると考えられる。

気分が落ち込んだときこそ背すじを伸ばそう、前を向こう、という昔からある教えは正しかったのだ。

ストレスを感じたときには、顔を上げて青空を見ると気が晴れる

ちょっと疲れた。ストレスがたまってきた。このように感じたとき、ストレスをうまく処理できる人は、顔を上げて青空を見上げる。たったこれだけで、ストレスが薄れていくからだ。

顔を上げると、たとえ猫背気味な人でも、自然と背すじがスッと伸びる。こうして姿勢が良くなると、ポジティブな気分が高まってくるものだ。

青空を見るということも大きなポイント。青い色を見ているとコルチゾールの分泌が低下するという報告もあり、ストレス抑制効果も期待できる。何だかリラックスするのは、青い色の持つ鎮静効果のおかげだ。

晴れた日に外出したら、ときどき顔を上げて青空に目を向けてはどうだろう。簡単にできるストレス対策として覚えておこう。

心身の不調を癒す秘密のワザ「爪もみ」。指先にあるツボが刺激されて楽になる

職場で隣の席に座っている同僚が、こっそりと指先をつまんで微妙に動かしている。こうした場合、仕事のストレスをうまくかわそうと、「爪もみ」で自律神経を整えているのかもしれない。

じつは、指先には漢方でいう「井穴《せいけつ》」というツボがある。ここは自律神経を含む神経がたくさん集まっているところ。上手に刺激をすると、自律神経の働きを整えることができるのだ。

刺激するポイントは、爪の生え際の両端付近。片方の親指と人差し指でつまんで、イタ気持ちいい程度の強さでもむ。1回10秒程度で、少し休みながら3セット。親指は呼吸器、人差し指は消化器、中指は心の状態、薬指は血圧、小指は循環器系に効くとされる。気になる症状がある場合は、該当する指の井穴を重点的にもんでみよう。

全身にギューと力を入れてスッと抜く。ストレスをなだめる「筋弛緩法」は効く！

不安な気持ちがあったり、イライラしたりしているとき、首から肩にかけて、こりや痛みを感じたことはないだろうか。これはストレスを受けて、筋肉が緊張してしまったからだ。

この体の仕組みから、筋肉をゆるめればストレスも軽くなると考え、開発された有効なリラックス方法がある。米国の神経生理学者、エドモンド・ジェイコブソン氏が提唱した筋弛緩法（正確には漸進的筋弛緩法）だ。

筋肉はいったん力を入れて緊張させ、それから急に脱力すると、一気に力が抜けて筋肉がゆるむ。この性質を利用し、体を効率的にリラックスさせ、ストレスを遠ざけようとする方法だ。筋弛緩法にはいくつかのやり方があり、ここでは代表的なものを紹介しよう。椅子に座って行うほうがやりやすい。

◎**肩**…①両肩を耳に近づけるようにグーと持ち上げて10秒キープ。②一気に力を抜いて肩を落とし、脱力したまま15秒休む。

◎**足**…①両足を伸ばしてつま先を上に向けて上げ、ギュッと力を入れてその姿勢を10秒キープ。②一気に力を抜いて足をおろし、脱力したまま15秒休む。

◎**顔**…①口をすぼめて、眉や目、口など顔全体を中心に寄せて、奥歯を噛みしめながら力を入れて10秒キープ。「すっぱい」ときの顔のイメージ。②一気に力を抜いてもとの顔に戻り、15秒休む。

◎**腕**…①手のひらを上にして両腕を前に伸ばし、親指を中に入れギュッと握りしめて10秒キープ。②手をゆっくり広げ、そっとひざの上にのせて15秒休む。

◎**背中**…①両肩を耳に近づけるように上げて、そのまま肩を後ろに回して胸を張り、肩甲骨を合わせるようなイメージで力を入れて10秒キープ。②一気に力を抜いて肩を落とし、脱力したまま15秒休む。

ストレスを感じたとき、いずれも2～3回繰り返す。寝つけないときの入眠方法としても非常に効果が高い方法だ。

ストレスに強い人のポケットに、良い香りのするハンカチが入っている理由

仕事を終えて帰宅したら、アロマの香りを部屋に漂わせてリラックス。近年、暮らしにアロマテラピー（芳香療法）を取り入れる人が増えてきた。

アロマテラピーとは1930年代、フランスで精油（芳香物質）の薬理効果を研究していたルネ・モーリス・ガットフォセ氏が生み出した造語。日本では1980年代ごろから、一般に広がっていった。

香りにリラックス効果やストレス抑制効果があることは、さまざまな研究によって明らかにされている。

米国ウエストバージニア大学が行った研究もそのひとつだ。看護師を対象に行われた実験で、精油を染み込ませたカードを4〜8時間着用して勤務してもらい、その前後の気分を調査した。その結果、不安感と疲労感が明らかに低下し、ストレスが約50

％減少したことがわかった。

また、ブラジルのサンパウロにある病院の看護師らを対象に行われた研究では、ラベンダーとゼラニウムの精油を使ってマッサージを施した。その前後の心拍数と血圧を測定したところ、いずれもマッサージ後のほうがはっきり低下した。メンタルヘルスだけでなく、身体的な健康状態にも好影響を与えるわけだ。

ストレス対策として、とくに有効な香りは次のようなものだ。

◎**ラベンダー**…ストレスや緊張をやわらげ、とくに催眠効果が高いことで知られる。
◎**ゼラニウム**…不安やうつを抑え、気持ちを明るくする効果がある。
◎**柑橘系**…リフレッシュ効果が高く、夜はリラックス、朝は元気のもとになる。
◎**ペパーミント**…さわやかな香りで、強い爽快感を得られる。興奮を鎮める効果も。

これらの香りを試してみて、好みのものを見つけてはどうだろう。

日中、手軽に使える方法としては、ハンカチに少しだけ染み込ませておくのがおすすめ。ストレスを感じたときにポケットから取り出し、香りをかぐと気分が安らいでいきそうだ。

ストレスをためない人は、コーヒーの味よりも香りを楽しむ

仕事が忙しいときに、コーヒーをいれてひと息つく。このとき、飲む前に香りをじっくり楽しむ人は、ストレスをかわして軽くすることができる。

コーヒーの香りにはどのような効果があるのか、まずソウル大学のマウスを使った実験を見てみよう。

実験ではマウスを24時間寝かせないようにしてから脳を調べたところ、ストレスを抑制する細胞が減っていたことがわかった。次に寝不足のマウスにコーヒー豆の香りをかがせ、それから脳の状態を調べると、細胞の一部が回復していた。

大型のネズミであるラットを使った研究もある。東邦大学が行った実験で、床に水を浸して不快なストレスを与え、24時間飼育したのちに脳を調べたものだ。その結果、コーヒー豆の香りをかがせながら飼育したグループでは、明らかにストレスが抑えら

れていたことが示された。

米国レンセラー工科大学では、異なるアプローチの研究を行っている。ショッピングモールのなかで、炒ったコーヒー豆やクッキーなどのいい香りが漂っていると、落ちたペンを拾ったり、お金の両替えを気持ち良く受けてくれたりすることが増えたという。この調査結果から、コーヒー豆などの香りには、人の親切心を刺激する効果があるのではないかとされた。

コーヒーの香りをかぐと、脳内にアルファ波が多くなることもわかっている。アルファ波とは、心身ともにリラックスしたときに出やすい脳波。疲れたらコーヒーを飲みたくなるのは、脳が要求しているからかもしれない。

こうしたさまざまな理由から、ストレスを強く感じたとき、コーヒーを飲むことには大きな意味がある。

ただし、ひとつ注意しておきたいのは、カフェインには強い覚醒効果があることだ。摂取してから体内で半減するまで、5時間前後もかかる。睡眠に悪影響が出ないように、夕方以降は控えるようにしよう。

イヤな気分をつぶやくと気が晴れる。適度に利用してSNSでストレス発散を

いまや多くの人が利用しているSNS。若い世代ではなくても、1日数回、そのときどきの気分や出来事をつぶやく人は少なくない。

SNSを上手に使ってストレスを解消する人は、楽しいことばかりではなく、イヤなことが起こってもときどき投稿しているものだ。不特定多数に向けて愚痴を言うようで、抵抗を感じる人がいるかもしれないが、じつはストレス解消効果が大きい。

ネガティブな内容をSNSに投稿した場合、10分ほどたつとイヤな気分から通常の精神状態に移り、それが1時間半程度続くという研究がある。SNSは利用の仕方次第で、沈んだ精神状態を整えることもできるのだ。

ただし、あれもこれもと頻繁に投稿するのは禁物だ。SNSの利用は1日30分まで。それ以上使うと、かえって精神衛生上良くないことを頭に入れておこう。

不安や怒りを感じたら、紙に書き出してからポイッと捨てる

腹が立つ、イライラする、不安でたまらない……。こうした感情が湧き起こった場合、ストレスをためない人がこっそり行っている秘密の対策を紹介しよう。イヤなことが起こった日は、その気分を紙に書き出してみるのだ。

紙に書き出す行為にどのような効果があるのか、米国南メソジスト大学が行った研究を見てみよう。

あるグループには毎日、いままで体験したトラウマや悩みを、別のグループにはその日の出来事などを書いてもらった。こうした違う習慣づけを4日間続け、実験前後に血圧や心拍数、血液などを調べ、6週間後に再び採血した。

その結果、ネガティブな内容を書いたグループのほうが、長期的には精神的な苦痛や免疫、自律神経などが改善したことがわかった。

イヤな気分を書くだけではなく、毒を吐き出した紙を捨てると、一層、メンタルに好影響を与えることも明らかになっている。

このストレス対策の有効性を証明したのは、名古屋大学の研究だ。学生に参加してもらい、提出された意見に対して、「大学生の文章とは思えない」といったように、わざと怒らせるようなひどい評価を下して返答した。

学生は当然、腹が立つ。そのイヤな気分と、なぜ怒りが湧くのかを客観的に紙に書き、そのうえで紙をクシャッと丸めてゴミ箱に捨ててもらった。すると、怒りの数値が下がって、怒る前のレベルまで回復した。ゴミ箱に捨てる代わりに、シュレッダーにかけて裁断しても、同じように怒りは次第に収まった。

一方、書き出した紙を捨てないで持っていると、ゴミ箱に捨てたりした場合と比べて、怒りはそれほど収まらなかった。

かなり即効性のあるストレス解消法なので、試してみてはどうだろう。ただ、怒りを吐き出した紙を誰かに見られるのは恥ずかしいものだ。紙をビリビリ破って、ゴミ箱に捨てるのがいいかもしれない。

part

3

ストレスに負けない人の
逃れる習慣、
ぜんぶ集めました。

ストレスがたまってしまった。
何とかしのいで楽になりたい。
こんないざというとき、
ストレスに負けない人が行う
秘策や裏ワザに学んでみよう。

迷ったときに決断を迫られた場合、コイントスでさらっと逃げる人は強い

「ランチは中華か和食か」などの簡単なチョイスから、「転職するのかしないのか」といった大きな決断まで、人生は何かを選ぶことの繰り返し。どれが正解かと考えるだけで、けっこうな心の負担になる。そこで、何かの岐路に立たされたとき、ストレスを上手に受け流す人は財布から硬貨を取り出す。コイントスによって決めるのだ。

とはいえ、すべての結果をコインの裏表に任せるわけではない。たとえばランチを決めるコイントスで、「中華」という結果になったとする。このとき、よしよしとスッキリしたなら従えばいい。ただし、心のどこかでモヤモヤしたものを感じるのなら、コイントスの結果に反して和食や洋食の店に行くのだ。

自分の本心を知るためのきっかけとして、コイントスを使う。こうすれば、何かを決める際に長い時間、思い悩むことがなくなるはずだ。

腹が立つ！むかつく！許せない！ 怒りをコントロールできる人は6秒だけ我慢する

チームの手柄を上司が独占しようとする。前から歩いてきた男に、肩をドンとぶつけられた。いっしょに暮らすパートナーが家事を全然しない……。

残念ながら、生きている限り、腹の立つことはなくならない。短気な人はなおさらだが、温厚な人でもときにはムカッとするだろう。

怒りやイライラは大きなストレス。うまくかわせればいいが、なかなかそううまくはいかない。「くそ！」「むかつく！」「あの野郎！」などと口にすれば、その言葉が言霊《ことだま》となって耳から入り込み、腹立ちが一層募ってしまう。手近なモノに当たるのも、怒りのパワーを増幅させるだけだ。

ストレスから逃れる術を身につけている人は、腹が立っても、決して怒りを口にしないし、ゴミ箱を蹴飛ばしもしない。ただ自制して、怒りをこらえる。

そうはいっても、腹が立ったら発散するのが大事。黙って耐えていたら、怒りがどんどん大きくなるだけだ、と思う人もいるかもしれない。

しかし、そんなことはない。感情を我慢するのは、たったの6秒でいい。この境界線を過ぎたら、怒りはしだいに収まっていくものだ。

なぜ6秒こらえるだけで、怒りをなだめることができるのか。それは脳の大脳辺縁《へんえん》系と前頭葉の働きによる。大脳辺縁系は感情をつかさどる部分で、怒りなどの本能的な行動を起こす際の司令塔となる。一方、前頭葉は理性的な判断や、論理的思考をつかさどる部分。怒りの感情が湧き起こったとき、まあ落ち着こうじゃないのと、大脳辺縁系に働きかける仕組みになっている。

ただし、前頭葉が大脳辺縁系を〝説得〟するまでには、3秒から5秒ほどかかってしまう。そこで、腹が立ったときには6秒だけ我慢をするわけだ。わずかなインターバルを置くと、それから気持ちが少しずつ落ち着いていく。アンガーマネジメント（怒りと上手につき合う心理トレーニング）の世界でいう、この「6秒ルール」を習慣に取り入れてみよう。

腹が立つ相手が目の前にいる！ それなら怒りを我慢しないで、とりあえず離れる

すごく腹が立つ、納得がいかない、本当にイライラする、言っていることが無茶苦茶だと思う。こうした場合、「6秒ルール」で気持ちをなだめるのが効果的だが、なかなかそうはいかないケースもあるだろう。

それは、怒りを覚える対象がすぐ目の前にいるときだ。頭のなかで「イチ、ニ、サン……」と数えようとしても、腹が立つ相手の顔を見ながらだと、一向に気持ちが鎮まらなくても無理はない。

こうした場合、ストレスをかわすのが上手な人は、怒りの対象からストレートに逃れる。「ちょっとトイレ」とでも言って、とりあえず、その場を離れるのだ。相手の顔が見えず、声も聞こえないところまで行くと、それだけで怒りは少しずつ収まっていく。「6秒ルール」が使いにくいときの手段として覚えておこう。

ストレスをなだめるのが上手な人は、腹が立ったとき、職場から遠い店でランチを食べる

職場で午前中、イヤな上司がネチネチと小言。イライラを抱えながら仕事をし、ようやくランチの時間になった。このようにストレスがたまっているとき、昼食をどこで取るかで、気分の収まり具合がけっこう変わってくるものだ。

自分の気持ちをコントロールするのが下手な人は、いつもと変わらず、社員食堂や職場から近い店でご飯を食べる。一方、たまったストレスを早めに吐き出し、穏やかな精神状態にさっと戻れる人は、職場から遠くの店を選ぶ。

腹が立つ場所から距離を置くというのは、とても有効なストレス処理方法だ。仕事でイライラした場合、職場から離れたところで時間を過ごすだけで、大きな気分転換になる。ランチタイムの間に気持ちを切り替え、リラックスして午後の仕事に臨んではどうだろう。

心が疲れたときには高いところへ！見晴らしのいい展望台に登ってみる

仕事や人間関係で悩みごとがあり、心が疲れてしまったとき、山頂や高層ビルの展望台に登る人がいる。

高いところから下界を見下ろすと、人や車はゴマ粒のようで、ビルはまるでマッチ箱、職場や家のある街もこの程度の広さだったのか、と何もかもが小さく見える。それだけで気分がスッキリし、ずっしりとのしかかっていたストレスが軽くなっていくものだ。

地上何10m、何100mのところまで行くのは、ストレスの発生源から遠く距離を取るということでもある。これも心を軽くする大きな理由で、怒りやイライラ、悩みなどを忘れられる。仕事帰りや休日などに、簡単にできるストレス解消法としておすすめだ。

パニックを避けられる人は、ピンチのときに手の甲をギュッとつねる

　予想外のトラブルが発生し、焦ってしまってパニックになりかけた。こうした冷や汗が出るような経験をしたことはないだろうか。ストレスに弱い人の場合、頭のなかが真っ白になってしまうかもしれない。

　このような場合、ストレスをうまく処理する方法を知っている人なら、意外な行動に出る。我を忘れそうなほど、焦ったり混乱したりしかけたら、腕や太もも、手の甲などを指でつまんで、ギュッとつねる。脳のアンテナを肉体的な強い刺激に向けることによって、精神的な混乱から気をそらすのだ。

　強い刺激なら、何でもいい。頭に爪を立てたり、ほっぺたを手のひらでパンパン叩いたり、こぶしで胸や太ももを殴ったりと、やりやすい方法で刺激を与えてみよう。「痛っ！」という感覚とともに、我に返ることができるだろう。

腹が立ったら、左手で握り拳。脳の不思議な働きで怒りが収まる

理不尽な目にあった主人公が、拳をギュッと握りしめて怒りをこらえる。今度、ドラマでこういったシーンがあったら、左右どちらの手を握っているかチェックしてみよう。左手の拳を握っているのなら、リアルな表現にこだわったドラマだといえる。

じつは怒りを感じたとき、人間の脳は左前頭部が活性化する。その逆に、怒りを抑えるときに活性化するのは右前頭部だ。そして、右手を強く握ると左前頭部、左手に力を込めると右前頭部を刺激することもわかっている。

この体の仕組みを利用して、腹が立ったときには、左の手をギュッと握りしめてみよう。これで右前頭部が刺激され、怒りを抑えられる可能性がある。

絶対に、右手は握らないように。怒りの感情を湧き起こす左前頭部が刺激され、どんどん腹が立って、怒りを抑えられなくなるかもしれない。

イヤな気分になったら、大げさにため息。「はぁ～」と繰り返すと心が晴れる

「ため息が出ると、幸せが逃げる」という言い回しがある。しかし、体の仕組みからいえば、「ため息をつくと、ストレスが逃げる」と言ったほうがいいのではないか。悩みごとがあったり、仕事がはかどらなかったりした場合、無意識のうちに「はぁ～」とため息が出る。じつは、これは体の自然な働きだ。

ストレスを感じているときには交感神経が優位になって、呼吸が浅くて速くなっている。そこで、この状態を少しでも改善しようと、ため息によって息を長く吐き、副交感神経を刺激してリラックスしようとするわけだ。

ストレスがたまって、ため息が出そうな状況だなと感じたら、あえて意識して深いため息をついてみよう。そして、深呼吸を繰り返す。こうすれば副交感神経がもっと刺激され、ストレスをかわすことも可能になる。

緊張して汗をかきそうなとき、「バケツ1杯の汗をかこう！」と笑い飛ばす

有名な心理療法で、緊張したり不安を感じたりしたときには、下手に逃げようとはしないで、大げさにユーモアをもって対処する方法がある。

たとえば、人前に立つと緊張して手のひらに汗をかく人の場合、「汗をかかないようにしよう」とは思わない。まったく逆に「今度緊張したら、バケツ１杯の汗をかいてやろう」と思うのだ。

声が震えそうなときには「わたしのビブラートがどんなに素晴らしいか聞かせてあげよう」、気分がスッキリしないときは「このモヤモヤを口から霧のように吐き出して部屋中を満たしてやろう」といった感じだ。

こうして自分のことを笑い飛ばすと、意外にも気持ちが楽になり、緊張をやわらげる効果が期待できる。ストレスを感じたとき、ぜひ試してみよう。

ストレスを感じたときによく効く「ツボ」があるところを知っておく

疲れがたまったり、ストレスを感じたりしたとき、心身をリフレッシュさせる効果があるのが「ツボ」への刺激。その有効性をよくわかっている人は、仕事中でも自然な仕草で押したりもんだりする。

東洋医学では、体には目に見えないエネルギー「気」が流れており、その通り道が全身を走る「経絡《けいらく》」だとされる。経絡には体の表面に「経穴《けいけつ》」という出入り口があり、これが一般的にツボと呼ばれている。

ツボをうまく刺激すると、頭痛や肩こり、腰痛、便秘などのさまざまな症状をある程度改善できる。ここでは、ストレスがたまったときに効くツボを紹介しよう。

◎**労宮《ろうきゅう》**…こぶしを軽く握ったとき、中指の先が当たる付近にあるツボ。ここを押して刺激すると、自律神経が整えられて、心身の緊張がゆるんで穏やかな気持ちになる。

◎**百会《ひゃくえ》**…両耳をつなぐラインの真ん中あたりで頭のてっぺんのやや前にあるツボ。ストレスを感じてイライラするとき、ここを押すと気持ちが落ち着く。

◎**丹田《たんでん》**…へそから3～5㎝ほど下側にあるツボ。副交感神経の働きを高め、気持ちを高ぶらせる交感神経からの切り替えを助ける。ここに両手のひらを重ねて、丹田の存在を意識しながら深呼吸すると、緊張がほぐれてリラックスする。

◎**太衝《たいしょう》**…足の親指と人差し指の骨が交わるところにあるツボ。ふたつの指のつけ根を軽く押しながら足首側になぞっていき、指がとまるところを刺激する。イライラを抑えて、全身の緊張を解きほぐす効果がある。

◎**神門《しんもん》**…手首の横ジワの小指側にあるツボ。少しくぼんでいるところがポイントだ。刺激すると緊張がほぐれ、イライラした気分や不安感がやわらいでいく。

◎**膻中《だんちゅう》**…胸の真ん中、左右の乳首を結ぶラインの中心にあるツボ。気持ちが高ぶり、イヤな動悸がするときに押すと効く。

正確なポイントにはこだわらず、ここを押すと何だか気持ちいい、というところを探そう。深呼吸をしながら3～5秒押し、少し休んで3～5回繰り返すといい。

耳を軽く引っ張って、くるくるマッサージで内耳の血流を促す

耳をよく触る人がいる。意味もなく耳をつまんでいるのなら、単なる癖だろう。しかし、意識して耳に手を伸ばし、優しくもんでいるのであれば、その人は自律神経を整えようとしているのかもしれない。

耳たぶはツボが集中しているところで、ただつまんだり、引っ張ったり、ぐるぐる回したりするだけでも、さまざまな面で良い影響を与えることができる。ストレス対策として行う場合は、耳にもある「神門」のツボを重点的に刺激してみたい。耳の神門は、耳の上側の大きくくぼんでいるところ。耳の裏側に親指を当て、人差し指をくぼみに置いてもみほぐそう。くぼみを30秒ほどギュッと押す方法も効果がある。

緊張してきた、ストレスを感じる……といったときに行ってみよう。次第にイライラが消えて、気分が落ち着きそうだ。

悩みごとを誰かに相談する。それだけで9割の人の気が楽になる

仕事や人間関係、家族の事情などで悩みを抱えている人は多い。そういったストレスがある人で、誰かに悩みを相談するのは４人中３人で、残りの人は誰にも打ち明けない、という国の調査データがある。

誰にも相談しないというのは、非常にもったいないといえる。ストレスを早く忘れる人は、あれこれ迷わずに相談していることだろう。

じつは、他人に相談した人のうち、それで不安や悩みが解消した、もしくは気が楽になったという人は約９割にものぼる。悩みごとをひとりで抱えるのをやめ、誰かに打ち明けるだけで、精神状態がずっと良くなるわけだ。

悩みを心に仕舞い込んで、ひとりで悶々《もんもん》とするのは辛い。いざというときのために、気軽に相談できる相手をつくっておくことをおすすめする。

難しい案件の打ち合わせや家族会議は、温かいコーヒーカップを持ちながら臨む

部下や後輩が出した企画やアイデアに対して、露骨なダメ出しをした。あるいは子どもに進学先や就職先を相談されて、キツイ口調で反対したことはないだろうか。

相手に対して、必要以上に厳しい態度を示した場合、あとで後悔してストレスがたまる。こうした失敗をしないためには、意見がぶつかりそうな打ち合わせや会議、話し合いに臨む際、温かい飲みものを入れたカップを手にするといい。温かいものに触れていると、他人に優しくなれるという研究報告が少なくないからだ。

温かいカップを持っていると、相手に対する好感度が高まるので、ネガティブなものの見方をする傾向が弱まって、みなで気分良く話し合いができそうだ。自分も相手もイヤな気持ちにならず、ストレスがたまりにくくなる。とくに、話し合いのなかで熱くなりがちな人は試してみる価値がある。

part 4

ストレスに負けない人の
脳をだます習慣、
ぜんぶ集めました。

イライラしそうになったら、

「つくり笑い」や「スキップ」。

落ち込みそうなときには、

「グッジョブ！」とひとり言。

脳をだますテクニックが大集合！

疲れたときにはつくり笑い。脳がだまされて、なぜか楽しくなる

友人と大笑いしながら話をしたり、お笑い番組や漫画を見て爆笑したり。こういったときには気持ちがすっきりして、少々のストレスなんか忘れるのではないか。これは笑いによって脳が刺激を受け、幸福感を湧き起こすセロトニンや、快楽を呼ぶドーパミンなどの神経伝達物質が分泌されるからだ。

笑いが心を癒す効果は非常に大きい。そして、じつは心からの笑いではなく、笑顔をつくるだけでも同じような効果を得ることができる。このメカニズムを知っている人は、ストレスを感じたときに、意識して口角を上げていそうだ。

米国カンザス大学では、笑顔の持つ働きを調べる興味深い実験を行った。さまざまなやり方で口に箸をくわえてもらい、実験前後の心拍数やストレスの度合いを調査。その結果、箸を横にしてくわえて、口角が上がった笑顔のような表情を浮かべたとき、

実験前よりも心拍数が下がり、ストレスの度合いも低下したことがわかった。

独マンハイム大学の研究でも似たような結果になった。歯でペンをくわえて笑顔らしきものをつくったグループと、しかめっ面のような表情のグループが同じ漫画を読んだところ、笑った顔のグループのほうが漫画をより面白いと感じたという。

意識して笑顔をつくると、口角付近や目のまわりの表情筋が、楽しい気分のときのような動きをする。これで、脳は本当に楽しいことがあったのだとコロッとだまされて、心が上向く神経伝達物質をどんどん分泌させるのだ。

毎日、心から笑えるようならベストだが、現実にはそうもいかないだろう。しかし、この脳のメカニズムを利用すれば大丈夫。口角をぐっと上げて、笑ったような顔をするだけで、たまっていたストレスがなくなっていく。簡単ながら効果は大きいので、日々の習慣に取り入れてみてはどうだろう。

ただ、深い悲しみに打ちひしがれているときなど、非常に大きなストレスがあるときには控えたほうがいいかもしれない。こんなに辛いのに、なぜつくり笑いを浮かべているのか……と脳が混乱し、一層落ち込む可能性がある。

ストレスを感じたら、わざとヘンテコな動き。「あ、楽しいのか」と脳が感じて元気が出る！

気持ちが沈んだとき、人目につかないところにそっと移動して、わけのわからない奇妙な動きの体操をする。こうした習慣をつけたら、ストレスに強い人間に生まれ変われるかもしれない。

米国サンフランシスコ州立大学の個性的な研究を紹介しよう。同じ側の手足を同時に動かして奇妙に歩くグループと、背中を丸めてしょんぼりした姿勢で歩くグループに分け、活動後に元気度を自己評価。その結果、奇妙な動きのグループは元気度が大きく上昇し、しょんぼりした姿勢のグループは大幅に低下した。

奇妙な動きをすると、そんなことをするほど楽しいのだと脳がだまされ、本当に楽しくなったのだと考えられる。気持ちが沈んでいても、背中を丸めるのはNG。変なダンスでもして気分をアゲてみよう。

気分が落ち込みそうなとき、ストレスに強い人はスキップをする

仕事で疲れた帰りの夜道、肩を落としてとぼとぼ歩くのではなく、あえて弾むようにスキップをする。ちょっと変だが、ストレス解消には効果的な習慣だ。

米国ミシガン大学の研究によると、見ているだけで楽しくなる飛び跳ねるような動きをすると、楽しい感情が湧き上がった。一方、肩をぐったり落とした動きをしたときには、動作のイメージに合わせて悲しくなることがわかった。

楽しそうに体を動かすと、その動きに脳がつられて、しだいに楽しい気持ちになるわけだ。悲しいような動き、怖いような動きのときも、脳は同じように反応してそれぞれの感情が生まれる。

飛び跳ねるような動きといえば、子どものころに誰もがやったスキップもその一種。昔を思い出して、ときどき飛び跳ねてはどうだろう。

心を癒したいときは、「ひとりハグ」「抱き枕ハグ」が効く！

毎日のようにパートナーとハグしたり、子どもをギュッと抱きしめたりと、仲睦まじい家族とのふれあいはストレスを忘れさせる。

愛する相手とふれあったとき、何だか幸せな気分になるのは、「愛情ホルモン」ともいわれるオキシトシンが分泌されるからだ。オキシトシンは幸せな気分や心の安らぎをもたらすホルモンで、脳をストレスから守ったり、自律神経を整えたりする働きを持っている。相手との絆を深め、愛情や信頼感を増すためにも欠かせない。

パートナーとのハグや子どもとのじゃれ合いなどのほか、「ありがとう」といった優しい言葉をかけられることでも、オキシトシンは分泌される。愛する家族がいる人はそれだけで、とくに意識していなくても、暮らしのなかでストレスをかわしていることになる。

では、ひとり暮らしの人はオキシトシンの働きを利用できないのかというと、そんなことはない。

腕を胸の前で交差させて、自分を強く抱きしめる。この「ひとりハグ」をすると、脳は誰かを抱きしめ、抱きしめられていると錯覚し、オキシトシンを分泌するようになるのだ。試してみると、じわっと心が安らいでいくのがわかるだろう。

ハグしたり抱きしめたりする相手は、じつは人間でなくてもかまわない。イヌやネコなどのかわいいペットと遊んだり、なでたりしても、やはりオキシトシンが分泌されて幸せな気分になっていく。

ペットを飼っていない場合は、大きなぬいぐるみでもOKだ。イヌやネコ、パンダなどのぬいぐるみを優しくさわっていると、脳は生きている動物とふれあっていると認識する。

さらにいえば、ハグする対象は抱き枕でもいい。ギュッとしながら話しかけると、一層、脳はだまされて、オキシトシンを分泌することがわかっている。どの方法でもかまわないので、寝る前などに試してみよう。

手のひらで体をなでたりさすったり。重い心が軽くなっていく

ストレスを軽くしてくれる愛情ホルモン、オキシトシンは体をゆっくり、優しくさすっても分泌する。パートナーや子どもがいる人は2人1組になって、ひとり暮らしの人は自分で体を刺激してみよう。

試すときには肌触りが優しい、なめらかな素材の服を着るといい。2人で行う場合は、相手の背中に両方の手のひらを当てて、ゆっくりと円を描くようにさすってあげよう。さすられる側はもちろん、さする側にもオキシトシンが分泌され、気分が安らいで幸福感が高まっていく。

1人で行うのなら、片手の指をそろえて、もう片方の上腕に当ててゆっくりさする。半袖の場合は、肌に手を直接当てて行うといい。楽な姿勢でリラックスしてさすっていると、じわじわ効いてくるのがわかるはずだ。

ポジティブな言葉をよく使う人は、ストレスになんか負けない

「言葉には神秘的な力が宿っており、口にするとその通りのことが起こるという「言霊」。いやいや、そんなバカなことがあるわけはない、と思うだろうか。

ポジティブな言葉が心身に及ぼす影響を調べた南デンマーク大学の実験がある。参加者にポジティブな言葉、ネガティブな言葉、中立的な言葉を使った3通りの説明文を呼んでもらい、その後、足腰の運動であるスクワットをしてもらった。

すると、ポジティブな言葉の説明文を読んだグループは、太ももの筋肉の耐性が22%もアップ。これに対して、ネガティブな言葉の説明文を読んだグループは、耐性が4%低下し、さらに痛みを過敏に感じた。

この体の仕組みから、前向きな言葉をよく口にする人は、日ごろストレスをあまり感じていない可能性がある。ぜひ、見習ってみたいものだ。

「ナイス！」「グッジョブ！」「頑張ったよ！」前向きなひとり言を言う人はいつもハッピー

誰かに向かって話すというわけではなく、「ナイスだね！」「うん、グッジョブ！」「ハッピー、ハッピー」「よーし、今日も頑張った」といったようなひとり言をよく言う人がいる。

ポジティブなイメージの言葉を口にすると、それだけで気分が上向いたり落ち着いたりするものだ。精神的に安定すると自律神経が乱れにくくなり、ストレスをコントロールしやすくなる。まわりに人がいないときなど、前向きなひとり言をどんどん言うようにしてはどうだろう。

一方、ネガティブなイメージのひとり言は禁物だ。口にした言葉を耳で聞き、脳が認識することで、ますます気持ちがふさぎ込んだり、腹が立ったりする可能性がある。ひとり言を言う場合は、前向きな言葉に限る。

脳は主語を理解できないから、人を「馬鹿」「ダメだね」などと言わない

ストレスをためず、いつも穏やかな気持ちで過ごす人は、人の悪口などのネガティブな言葉を口にしないものだ。

じつは、脳は主語の違いを理解することができない。このため、「部長は大嫌いだ」「あいつは最悪だ」などと人の悪口を言った場合、脳は「自分は大嫌いだ」「自分は最悪だ」と受け取ってしまう。

ネガティブな言葉を使うと、すべてが自分に跳ね返って、心にストレスとしてのしかかってくるのだ。

逆にポジティブな言葉を使うと、脳は自分のことだと受け取って、幸せな気分になれる。「嫌い」ではなく「好き」、「馬鹿」ではなく「頭がいい」、「最低だ」ではなく「尊敬できる」。明るい気分で過ごすため、前向きな言葉を脳に聞かせてやろう。

「わたしは運がいい」と思っている人はいつも気分が良く、実力以上のことができる

病院や薬局などで「プラセボ」という言葉を聞いたことはないだろうか。日本語では「偽薬」と訳される。

製薬会社の臨床試験などに使われるもので、見た目は薬のようだが、じつは乳糖やデンプンなどを薬に見せかけて使用してもらう。新薬を使う被験者と、代わりにプラセボを使う被験者のデータを比較して、新薬の開発に活かすわけだ。

プラセボは本来、まったく効き目がないのだが、数％から数10％の被験者には効果が現れる。薬ではないにもかかわらず、薬と信じて飲むことにより、なぜだか症状が改善に向かう。まさに「信じる者は救われる」ということわざ通り。この不思議な現象を「プラセボ効果」という。

「運」に関しても、このプラセボ効果を意識しないまま利用し、好結果に結びつける

タイプの人たちがいる。「自分は運がいい」と信じ込んでいるのだ。

実際、運がいいと信じる人は、運が悪いと思いがちな人と比べて、物事で成功する確率が高いといわれる。

独ケルン大学が行った研究報告を見てみよう。パターゴルフを使った実験で、参加者の半数には「あなたが打つのは幸運なゴルフボールです」、あとの半数には「これは普通のゴルフボールです」と言って渡した。

パターをやってもらって、両グループのカップイン率を比較したところ、「幸運なボール」を打った人たちは10回中平均6・75回で、これに対して「普通のボール」で行った人たちは平均4・75回と大きな差が出た。

「幸運なボールを打つのだから、いい結果が出るだろう」と思って打ったことから、より良い結果を導き出したと考えられている。

自分は何事にもツイてないと思いがちな人は、これからは考えをガラッと変えてはどうか。運がいいと思い込むだけで集中力が高まり、実力以上の結果を出せるかもしれない。これから起こることへの不安が消えて、ストレスもぐっと減りそうだ。

まあ、とりあえずやってみようか。これで脳の〝やる気スイッチ〟が入る

仕事や用事をやろうとしても、気が重くてやる気にならない。取りかかろうと思っても、はじめようとすること自体に、何だかストレスを感じてしまう。

ときには、こういうこともあるだろう。人間には「現状維持バイアス」という心の動きがあり、現状が安定している場合、無意識のうちにその状態を維持しようとするからだ。しかし、やるべきことを後回しにしていると、ますます気が重くなっていく。

こうした場合、やる気を出すのが上手な人は、まあとりあえず……といった軽い気持ちで取りかかってみる。じつは、これで脳が一気に前向きになるのだ。

脳のほぼ真ん中には「側《そく》坐《ざ》核《かく》」という神経核があり、何か行動をはじめると、この部分が刺激されて〝やる気スイッチ〟が入る仕組みになっている。いまグズグズしていると、あとでストレスの種になるばかり。とりあえず、まず動き出そう。

part

5

ストレスに負けない人の
仕事の習慣、
ぜんぶ集めました。

大事な会議や商談で
緊張しないためのコツは何？
心が楽になる「スルースキル」
「リフレーミング」とは？
ぜひ身につけて仕事に使おう。

ランチ後に歯磨きする人は、午後の仕事が効率アップする！

近年、昼食のあとで歯磨きをする人が増えてきた。デンタルヘルス（歯の健康）のためだが、じつはメンタルヘルスにも効果があることが科学的に証明されている。

千葉大学と花王ヒューマンヘルスケア研究センターの共同研究で、単純な計算の作業を20分間行ってもらい、それから歯を磨くグループと磨かないグループに分かれて、脳と心理状態を調べた。

その結果、歯磨きをすると脳の機能が回復し、集中力とリフレッシュ効果が向上したことがわかった。

午前中、細かい仕事をして脳が疲れたとき、昼食後に歯磨きをすれば、午後には頭がスッキリして職場に戻れるわけだ。脳の活性化に最も効果的なのはミント味だという。好みもあるだろうが、昼食後の歯磨き用におすすめする。

仕事でストレスをあまり感じない人は、メールチェックの回数が少ない

仕事上のコミュニケーションツールとして、メールは欠かせない。出勤したら、まずパソコンを開いてメールをチェックする人は多いだろう。もちろん、その1回だけではなく、1日に何回もメールが届いていないか確認する。

そして、そのたびに集中力が途切れて、脳はストレスを感じてしまう。仕事を気持ち良く、効率的に進めたい人は、メールチェックを極力控えて、無駄なストレスがかからないようにしているものだ。

カナダのブリティッシュコロンビア大学では、注意力の散漫が幸福度にどういった影響を与えるかを調べた。研究では、いつもと変わらないように作業をするグループと、メールチェックは1日3回に制限したグループに分けて仕事をしてもらった。1週間後、両グループの幸福度を調べたところ、メールチェックを制限したほうがスト

レスが低く、幸福度が高いという結果になった。

メールがストレスの原因になるという研究はほかにもある。米国カリフォルニア大学アーバイン校と陸軍の研究チームの報告によると、仕事中に定期的にメールを読んだり、受診ボックスをチェックしたりする人は、そういうことをしない人と比べてストレスレベルが高かった。

仕事の内容によっては、メールの確認や返信は、仕事を進めるうえで省くことはできないだろう。しかし、その回数を減らすのは可能なのではないか。今日は緊急な対応が必要でないと判断した場合は、メールをチェックする回数を減らし、返信や連絡もまとめて1日1～2回にするといった方法が考えられる。

それは無理……と思うかもしれないが、そんなことはない。世界的IT企業のなかには、毎週1回、メールと電話を一定時間シャットアウトし、業務に集中する時間を設けているところもある。

仕事のストレスを軽くし、作業の効率を上げるため、メール対応に縛られないような方法を考えるのが得策だ。

成功したイメージを思い描くと、緊張しないで仕事に臨める

いままでやったことのない新しい仕事に臨む。大事な取引先に、企画をプレゼンテーションする。こういった場合、誰でも多少は緊張するものだ。

しかし、なかには緊張し過ぎて、手が震えたり、声が上ずったり、ひどい場合は頭の中が真っ白になる人もいる。ストレスに対処できなければ、やってはいけない失敗につながりかねない。


ストレスをうまくやり過ごす人は、こういった場合には適度に緊張をする。過度に緊張する人との大きな違いは、成功することをイメージできているかどうかだ。

「うまくいくだろうか……」「失敗するのではないか……」。こうしたネガティブな意識があったら、緊張はどんどん強くなっていく。「きっと、うまくいく」「絶対、成功する」というポジティブなイメージを持ち、はっきり口にしてから仕事に臨むといい。

「じつは緊張しているんです」相手に話すと緊張がほぐれていく

仕事の大事なシーンで緊張してしまうのは、心のなかで不安が強くなるのが大きな原因だ。

顔が真っ赤になっていないだろうか。自信がなさそうに見えるのではないか。手や声が震えていないだろうか。ダメなやつだと思われそうな気がする……。こういったように、ひどく緊張しているのが相手に伝わるのではないか、という意識からますます緊張してしまう。

こうした場合、「じつは緊張しているんです」とあっさり明かす人がいる。正直な気持ちを伝えると、相手も「大丈夫ですよ」「自分もそうなんです」などと受け止めてくれる場合が多いものだ。緊張している自分をごまかさないことを、ストレスをかわすための秘策にしてはどうだろう。

相手を不快にしない「断り上手」は、仕事のストレスがたまらない

何か仕事を頼まれると、なかなか断れなくて、あれもこれも受けてしまう人がいる。本当はやりたくないのに……と不満やモヤモヤをためつつ、仕事量が増えていく。無駄なストレスをなくすため、うまく断る人の行動を真似してみよう。

相手を不快にしないコツのひとつは、最初に謝ることだ。いきなり「できません」では角が立つが、「すみませんが、今日はできないんです」と言うと、それだけでソフトな言い回しになる。

次に、理由をつけるのも大切。「今日は○○を処理しなくてはいけないので」など、具体的に伝えるのがいいだろう。もうひとつ、代替案を言う手もある。「明日ならいかがでしょう」と言えば、仕事に対する前向きな姿勢も伝わる。

うまく断るテクニックを身につけたら、職場でのストレスは減っていくはずだ。

ダメな部下や出来事には「リフレーミング」。視点を変えてストレスをそらす

職場にはストレスの種が転がっている。こう思っていては、不満やイライラがたまっていくばかりだ。ここは考え方を変えてみてはどうだろう。

おすすめしたいのは「リフレーミング」。物事のとらえ方を変えて、別の視点で見ることだ。たとえば、コップに水が「半分しか」入っていないとき、「まだ半分も」入っていると考えると、そのコップがいきなり違ったものに見えてくる。

職場の人間関係でいえば、未熟な部下がいるとする。この場合、「仕事ができないやつだ」と思えば、ストレスの大きな種になる。そうではなく、「これから伸びるから、自分が育ててあげよう」と思うと、ダメな部下が前途洋々の人間に見えるものだ。

誰かにストレスを感じても、その相手を変えることはできない。別の視点で見るように心がけ、前向きに物事をとらえるのが、気持ち良く仕事をするポイントだ。

「会えて良かった」「話をしたかった」ポジティブな言葉で会話をはじめる

仕事での会話が、いつの間にか暗い雰囲気になっていることはないだろうか。前向きな意見が出ない、あるいは話が弾まないまま、ストレスがたまっていく……。

こういったとき、会話のスタートに問題があったのかもしれない。「このプロジェクトは大変そうだよね」「とりあえず、一応考えはしましたけど」「ちょっと景気が良くないですよね」などとネガティブな言葉で切り出すと、そのイメージが会話の流れを決めることがある。

ストレスなく会話を進める人は、出だしの言葉を必ず明るいものにする。「これって、やりがいがあるよね」「自分でもいいと思える案を考えました」「景気もそろそろ上向くんじゃないですか」といった言葉ではじめると、ポジティブな方向に話が転がりやすい。笑みを浮かべて話すと、一層、その言葉が明るく聞こえるものだ。

午前中疲れたら、昼休みに笑える動画を鑑賞。心がス～としてストレスが消える

やるべきことが山ほどあって、手が回らない。思わぬトラブルが発生して、冷や汗をかきながら調整しまくる。細かい作業の連続で、神経がやられそう……。

午前中、ストレスの多い仕事に追われたとき、ランチタイムは一時の逃げ場所となる。しかし、1時間ほど休んだら、忙しい職場に戻らないといけない。また同じ繰り返しだと、考えるだけで気が滅入ってしまう。

こういったとき、ストレスをうまく処理し、仕事の能率を上げられる人は、昼休みにスマホで笑える動画を観る。これで一気に気分転換が図れて、午後は効率良く仕事に取り組めるはずだ。

英国ウォーリック大学のユニークな研究を紹介しよう。笑える映像を観たうえで簡単な計算などを解いてもらったグループは、何もしないで行ったグループと比べて成

績が良かったのだ。

一方、作業をする前に、家族に起こった悲しい出来事を思い出させたグループは、そうしなかったグループよりも成績が悪かった。

幸せな気持ちで物事に取り組むと生産性が上がり、落ち込んだメンタルで臨んだ場合は集中力や注意力が欠けてしまうというわけだ。

米国メリーランド大学の研究でも、同じようなことが証明された。実験の参加者に、笑えるコメディ映像やそうではない映像などを見たあとで、ロウソクをコルク板に接着するという細かい作業を行ってもらった。その結果、コメディ映像を観て笑い、楽しい気分で作業した場合、他のケースと比べて、作業の精度が約3倍も高まった。

少々のストレスを感じても、楽しく笑いさえすれば、気分はそれだけでスッキリするものだ。

いまはスマホがあれば、いつでも楽しい映像にアクセスできる。ああストレスがたまった、疲れたな……と思ったら、そういった動画を見てイヤな気分を解消し、仕事に戻るようにしてはどうだろう。

ストレスをさらっと受け流せる人は、「スルースキル」の技術を身につけている

売り上げや納期、アイデア出しなどに悩まされ、人間関係でモヤモヤするなど、仕事にはストレスがつきものだ。しかし、それらを正面から受け止めていたら、心がどんどん疲れてしまう。

前向きに仕事に取り組んでいる人は、ストレスをうまくかわしているものだ。そうした受け流しのテクニックを「スルースキル」と呼んでいる。ストレスと上手につき合っていくために、このスルースキルのテクニックを身につけておきたい。では、ポイントを紹介しよう。

◎言葉の裏を読み過ぎない

冗談なのか嫌味なのか、よくわからないことを言われた場合、考え過ぎないようにするのが大切だ。たとえば「すごいよねえ」と言われたとき、ほめられたのか、馬鹿

にされたのか、あきれられたのか、などと思い悩んでも答えは出ない。「まあ、いいか」と、受け流すクセをつけるようにしよう。

◎**話をあえて合わせる**

人の悪口を言ったり、正しくないことを主張したりする人にも、正面から向き合わないほうがいい。こういった性格の人は、異議を唱えられたからといって、簡単には引き下がらないことが多い。ヒートアップすると面倒なので、「へぇ」「そうなんですか」などと、話を聞いているふりをしておこう。

◎**情報を取捨選択する**

口の悪い上司や取引先に腹の立つことを言われた場合、すべてを受け止めないようにしよう。自分にとって重要な情報だけを抜き出し、記憶に残すようにするのだ。たとえば、「ほんと下手だねえ、こういうふうにすればいいのに」と嫌味を言われたとき、感情的な言葉はスルーし、「こういうふうにする」部分だけを覚えるようにする。

こうしたテクニックを習得し、ストレスをスルーできるようになれば、ずっと楽に仕事に向き合え、効率的に動けるので成果も上がるはずだ。

「ブルーマンデー症候群」知らずの人は、月曜の朝食を豪華にして気分を上げる

「ブルーマンデー症候群」という言葉を知っているだろうか。休日である日曜の夜から、明日はまた仕事（学校）かと気分が憂うつになり、月曜の朝は家を出る足取りが重くなる、という心理状態をいう。

仕事がストレスになっているのなら、週のはじまりは心が重たいのも無理はないかもしれない。しかし、月曜の朝を気持ち良く乗り切っている人もいる。そうした人が習慣づけているのが、朝食を豪華にすることだ。

自分の好物が食卓に並ぶと、朝からうれしくなる。週明けにそういう朝食を習慣づけたら、日曜の夜が憂うつではなく、楽しみだと思えるようになりそうだ。少し早く家を出て、カフェでちょっと豪華なモーニングを食べるのもいい。憂うつになりがちな人は、次の週から実行してみよう。

土曜はくつろぎ、日曜はアクティブ。これですんなり週明けの仕事モードに

週休2日制の仕事に就いており、土曜と日曜は休みという人は、どのような休日の過ごし方をしているだろう。月曜からまた仕事ということを考えると、土曜に思い切り遊んで、日曜はしっかり休養を取る、という人が多いのではないか。

週明けから元気に働ける人は、こうした休日をおくっても問題はない。しかし、ブルーマンデー症候群の自覚がある人は、別の過ごし方を考えたほうがいいかもしれない。日曜に休養すると、活動的に過ごさなければいけない月曜とのギャップが大きくなり、これもブルーマンデーの原因だという考え方があるからだ。

いまの習慣とは逆に、土曜を休養にあてて、日曜に外出してアクティブに過ごす。こうすれば、日曜と月曜のギャップが小さくなり、月曜日を無理なくスタートできる可能性がある。どちらの過ごし方が合っているのか、試してみるといいだろう。

朝に柑橘系の香りをかぐ人は、心身が仕事モードにすぐ切り替わる

仕事にストレスを感じている人は、毎朝、出勤前にグズグズしがち。寝起きに頭がボ～として、心身が仕事モードになかなか切り替わらない。

こうした朝が弱い人は、シャキッと目覚めて、元気良く出勤する人が身につけている習慣に学んでみよう。毎朝、起床したら、柑橘系の爽やかな香りをかぐようにするのだ。

オレンジなどの柑橘系の香りは、脂肪分を分解して燃焼させる褐色細胞に働きかける。香りをかいで燃焼のスイッチが入ると、すみやかに体温が上昇。これで、脳も体もすっきりと目覚めることができる。

枕元に柑橘系の精油を置くようにして、目覚めたらその香りをかぐのがおすすめだ。朝食でオレンジやみかん、レモンなどを食べても効果が期待できる。

part

6

ストレスに負けない人の
心と体を休める習慣、
ぜんぶ集めました。

毛布にすっぽりくるまったり、
「ながら瞑想」をしたり、
ぬるめのお風呂に入ったり。
心と体を休めるために
できることはいっぱいある！

落ち込まない人は瞑想が得意。ストレスがやわらいで頭も良くなる！

　近年、世界各国で注目されている瞑想。仕事のパフォーマンスが高くなると、瞑想とよく似た「マインドフルネス」が有名な企業で取り入れられてもいる。

　実際、瞑想の効果を明らかにした研究は数多い。米国カリフォルニア州立大学サンフランシスコ校の研究によると、３か月間の集中的な瞑想プログラムを行った結果、参加者にネガティブな感情が減ったことがわかった。

　全インド医科大学では、ゲームでストレスをためたあと、15分間の瞑想をする習慣を１か月続けてもらった。すると、ストレスレベルが低下し、さらに認知機能やＩＱが高くなったという好結果を示した。

　ストレスをコントロールでき、仕事の上でもメリットがあるという瞑想。習慣に取り入れない手はないだろう。

ストレスをその日に解消する人は、1日2回の「ボディスキャン」を欠かさない

瞑想やマインドフルネスにはさまざまなやり方がある。なかでも効果が高いとされ、ストレスや心身の疲れを解消し、体の不調も早く発見できる「ボディスキャン」というマインドフルネスの方法を紹介しよう。

マインドフルネスは、瞑想のようにゆっくり呼吸をしながら、いまこの瞬間、自分に起こっている感覚や感情などを観察し、そのまま受け入れるのが基本。脳が休まって心が整い、ストレスを解消できて、自律神経のバランスが良くなるとされる。

ボディスキャンはその一種で、自分の体を入念にチェックするのが目的だ。体のさまざまな部分に意識を集中し、スキャンをするようにしっかり調べていく。次のように行ってみよう。

①足を肩幅の広さに開いて立つ。椅子に座って行う場合は、背もたれに寄りかからず

に背すじを伸ばす。いずれも、リラックスすることが大切だ。
②軽く目を閉じて、ゆっくり呼吸をする。
③頭の真上から光が入ってくるようなイメージを浮かべる。
④まずは頭の部分をスキャン。髪や皮膚に意識を集中し、いまどういった状態なのか、心で見つめる。
⑤同じように、目、鼻、耳、口まわりに意識を集中し、スキャンしていく。
⑥首、両肩、胸、お腹、背中、お尻、脚と、下に向かいながら、全身を順にスキャンしていく。

緊張していると、うまく意識を集中することができない。深呼吸をしてリラックスしよう。スキャンして不快感や違和感、重たく感じるところがあったら、そこに疲れがたまっていると考える。マッサージやストレッチなどで疲れを取り、健康な状態に戻してあげよう。

朝起きたときに、まず体の状態をチェック。外出した日は帰宅後にも行うと、ストレスからくる1日の疲れをほぐすことができそうだ。

外出時にちょっと疲れたとき、「ながら瞑想」でリフレッシュする

瞑想という言葉からは、ストイックで敷居の高いイメージを受けるかもしれない。しかし、もっと気軽に考えて、とりあえず試してみることをおすすめする。

ストレスをうまくコントロールできる人のなかには、「ながら瞑想」を取り入れている人も多い。瞑想のための時間をとくにつくる必要がないので、実行しやすいのではないだろうか。

たとえば、外回りで疲れたとき、あるいは近所をウォーキングしているときなど、公園のベンチでひと休みしながら瞑想するといい。

この「公園で休みながら瞑想」では音に注目してみよう。公園にいると、さまざまな種類の音が聞こえてくるが、まずはそのなかの1種類の音に意識を向けてみる。子どもの声、鳥のさえずり、セミの鳴き声など、自分で決めた音だけを集中して聴くう

ちに、自然と心身がリラックスしていくのを感じるはずだ。

特定の音の次は、すべての音を聴くようにする。あらゆる音に耳を澄ましていると、やはり心が整えられていく。

仕事や買いもので外出したときには、「歩きながら瞑想」を行うこともできる。家から駅まで、あるいはスーパーまで歩いている間など、地面を踏みしめる足裏の感覚に意識をしっかり向けるのがコツだ。

スピードをゆるめないで、いつも通りの速さで歩いたほうが効果が高いとされる。人にぶつかったりしないように、安全には十分注意して行おう。

家のなかでは、「風呂に入りながら瞑想」がおすすめだ。浴槽に浸かったら、体を包み込むお湯の心地良さを感じ、少しずつ温まっていくことを意識する。シャワーを使う場合も、体に水滴が当たる感覚に集中しよう。石けんの泡とともに汚れが落ちていく様子にも意識を向けたい。

こうした「ながら瞑想」を心がけると、ストレスによって疲れがちな心が整い、リラックスして気持ちが楽になっていく。

週3回、緑豊かな公園でリラックスする人は、ストレスがたまらずに消えていく

樹々の多い公園を散歩するのが日課、あるいは週末には山に出かけて森林浴をする。こういった習慣のある人は、ストレスをあまり感じないという研究は多い。

英国エクセター大学の研究によると、週に2時間以上、自然豊かな環境のなかで過ごすと、健康状態が良くなり幸福感も高まったという。

また、米国ミシガン大学では、都会暮らしの人に最低でも週3回10分以上、8週間にわたって自然に触れてもらった。その結果、1日20~30分、自然環境のなかにいる場合、ストレスによって分泌が増えるコルチゾールの量が最も抑えられ、ストレス値が28％も低下した。

自然が人間の心をなごませる効果は絶大といっていい。時間を見つけて、できるだけ、自然にふれるように心がけよう。

イヌ、子ども、夕焼け…「好きなモノ」を見ると、ほっこりしてストレスを忘れる

苦手な知人に会ったり、嫌いな生き物などを見たりすると、それだけで何だかイヤな気分になってしまう。一方、好意を持っている人や好きな動物と接すると、気持ちがほんわかするだろう。

この心の動きを利用し、外回りなどをしていて、ああ、疲れた……とストレスを感じたとき、自分の好きなモノを探して、気持ちをやわらげようとする人がいる。好きなモノを見たり触ったりすることで、ストレスを発散して心を癒そうというわけだ。

たとえば、公園で出会えそうなイヌや子ども、花、新緑、紅葉。高いビルやオシャレな店のロゴ、飲食店の食品サンプル、マンホールのフタ、あるいは単に好きな色。空なら夕焼けや入道雲、飛行機雲。何でもいいから、こうした好きなモノを心に多く持っておき、リラックスしたいときに探してみるといい。

心が疲れたら、毛布にくるまるのがおすすめ。守られている感じがして落ち着ける

仕事や人間関係などで悩まされ、心が疲れて帰宅した夜。ストレスを上手にコントロールできる人は、毛布にくるまって心を整える。このちょっと変わったストレス解消法を真似してみてはどうだろう。

寝床に入って、温かい布団に包まれると、何だか気持ちが安らいでいくものだ。これと同じように、柔らかくて大きなものにすっぽりくるまれると、ザワザワしていた心が穏やかになり、心身ともにリラックスできる。

このように体を包んでいるものは一種のバリア。ストレスの多い現実から自分を遮断し、イヤなことを忘れさせてくれる働きがある。

毛布やストール、タオルケットなど、柔らかくて大きなものなら何でもいい。椅子に座ったままでも、横になってもＯＫ。好きな姿勢で試してみよう。

オランダ流ストレス解消法
「ニクセン（何もしない）」を習慣づけている

Time is money――時は金なり。このことわざを座右の銘にして、時間を効率的に使うことを最優先し、無駄に過ごすなんてもったいない、と思う人は少なくないかもしれない。

しかし、時間に追われて過ごしていると、だんだんストレスがたまっていくのは避けられない。毎日が充実しているように思えても、常にイライラや不安、焦りなどのマイナスの感情が心のどこかにある。

こういった神経がすり減るような日々をおくっている人は、近年、各国で注目されているオランダ生まれのストレス軽減方法「ニクセン」に学んではどうか。

ニクセンとは、あえて何もしないで、ぼ〜と過ごすこと。そんなふうに時間を無駄にできるものか、と反論したくなる人もいるだろう。

確かに、毎日忙しく働き、プライベートな時間でも自己啓発本を読むようなタイプの人は、ただのらくら時間を使うことに罪悪感を持ちそうだ。その心の底には、何もしないのはいけない、という考えがあるのではないか。

しかし、いつもアクセルを踏んでいる状態では、いつかはオーバーヒートしたり、パンクをしたりしてしまう。「時は金なり」を実践している人ほど、無駄と思えるような時間を過ごし、スローダウンすることが大切なのだ。

とりあえず、まずは1日10分程度でもいいので、何もしない時間を習慣に取り入れてみよう。何かをすべきという状況から解放されれば、ストレスが薄れて心が落ち着いていく。無駄に過ごすことの罪悪感を忘れられ、リラックスできたらしめたものだ。脳内に有効な神経伝達物質が分泌され、一層穏やかな気持ちになる。

ニクセンを行っている間、スマホを見るのはNGだ。スマホが発信する情報量は膨大なので、脳はまったく休めない。ランチのあとや帰宅途中で公園に立ち寄って、あるいは夕食後にのんびり椅子に座ってなど、シーンは人それぞれ。自分に合った方法で、ぼ~とする時間をつくってみてはどうだろう。

ストレスに強い人の風呂はぬるめ。ゆっくり浸かると、心身の緊張がほぐれていく

ストレスなんて、あまり感じないなあ。こう話す人は、毎日しっかり熟睡しているのではないか。睡眠のリズムが整うと、自律神経の働きも整えられる。その結果、ストレスに対する耐性が増し、ため込むことなく回復できるというわけだ。

ぐっすり眠るために、ストレスに強い人が実行している習慣が入浴だ。毎日のように風呂に入るのは当たり前では？と思うかもしれないが、ただ入浴すればいいというわけではない。熟睡に結びつけるにはコツがあるので覚えておこう。

夜が更けると眠くなるのは、体の深部体温と大きな関連性がある。深部体温とは体の表面ではなく、内側の体温のことだ。

深部体温は早朝が最も低く、昼間に若干高くなり、夜になると再び下がっていく。1日の最後には深部体温が急激に下がり、その動きと連動して眠気が湧いてくる。

このときの深部体温の変動が大きいほど、眠気が強くなるという仕組みだ。

夜になって風呂に入れば、体が温まることによって、深部体温がいったん上昇する。その後、大きく下がるときに強い眠気が訪れるので、寝床に入るとすみやかに寝つくことができる。

気持ち良く寝つくためのポイントはふたつある。ひとつはお湯の温度だ。熱いお湯は避けて、38℃から40℃ほどのややぬるめの風呂に入れば、副交感神経が刺激されて、心身ともにリラックスできる。

これに対して、42℃ほどの熱い風呂に入った場合、交感神経が活発化して心身が興奮状態に陥り、夜が更けても眠気が湧かなくなることがある。

入浴する時刻も大きなポイントだ。風呂に入って深部体温が上昇したのち、眠気を感じるほど下がるには1時間半から2時間ほどかかる。このため、寝る直前に入浴すると、なかなか眠れなくなる可能性が高い。

眠りたい時刻から、深部体温が下がる時間を逆算し、ちょうどいいタイミングでややぬるめの風呂に入るようにしよう。

熟睡する人は夜にカモミールティー。心が安らいでよく眠れる

昼間、ストレスの多い時間を過ごしたあと、帰宅して夕食を取り、風呂にも入った。しかし、なかなかリラックスできない。睡眠で疲れを癒そうとしても、心身の緊張が解けず目が冴えたまま……。こうした場合もすんなり寝つける人は、ハーブティーの力を借りる。

香りや味を楽しむハーブティーには、さまざまな薬用効果が認められている。ストレスを軽くし、心を穏やかにする効果を持つものもあるので、1日の疲れを取るために積極的に利用したいものだ。

なかでもストレス解消に有効で、快眠に導く効果も高いのがカモミールティー。キク科の一年草で、ヨーロッパで好まれてきた代表的なハーブだ。

効き目のもとは、乾燥させた花に含まれているフラボノイド（ポリフェノールの一

種）で、鎮静作用を持つことが確かめられている。使い方は、紅茶の茶葉と同じ。ティースプーン1杯程度が一人前で、これに熱湯を注いでいれる。

香りはやや甘く、ふんわり柔らかくて、少しかぐだけで心が安らいでいくような気がする。

ハーブティーなどを販売する日本緑茶センターが、全国の医師1000人を対象に行ったアンケートでは、「ハーブティー（カモミール）に睡眠に良い成分は入っているか」という質問に、90・3％の医師が「はい」と答えた。

さらに、「眠れないときの飲みものとして適しているか」という質問には、「とてもそう思う」が32・9％、「ややそう思う」が55・3％と、圧倒的多数の医師がカモミールティーを推奨した。その効果については「リラックス効果がある」「睡眠促進作用がある」などをあげている。

興奮作用のあるカフェインは含まれていないので、リラックスしたいときに気軽に飲んでみよう。寝つきを良くしようとするなら、寝床に入る1時間前くらいに飲むといいだろう。

夕食後はテレビではなくラジオ。処理する情報量が少ないので快眠できる

夕食後、テレビを観ながらくつろぐ人は多いだろうが、ときには脳が興奮し過ぎて、寝床に入ってもすぐに眠れないこともある。

ストレスをうまくコントロールする人は、そういう失敗はしない。疲れた日には、テレビを観ないようにするのだ。

その代わりに、スイッチをオンにするのはラジオ。視覚と聴覚を激しく刺激するテレビと比べて、ラジオの情報は格段に少ない。このため、寝る直前までつけていても、寝つきが良く、ぐっすり眠れるものだ。

この方法を試す場合、タイマー機能のあるラジオを使うようにしよう。眠ったあともラジオがついていると、音が邪魔をして熟睡が妨げられてしまう。スマホのラジオアプリで聴く際も、タイマーの設定ができるので利用しよう。

感謝の気持ちを忘れない人は、熟睡して疲れを解消できる

人に感謝する気持ちを忘れず、いま生きていることをありがたいと思う。いつもこのような心持ちでいる人は、何かと不満だらけの人と比べ、毎日ぐっすり眠れてストレスを解消できている。

英国マンチェスター大学の研究によると、普段から多くの人に感謝し、人生で感謝することがたくさんある人ほど、しっかり熟睡できていた。しかも、この傾向は性格とはあまり関係がない。短気あるいは気難しいなど、どんな気質の人でも感謝の気持ちを持つと睡眠の質が上がるのだという。

仕事や人間関係などで文句ばかり言っていて、日ごろあまりよく眠れないと感じている人は、その言動が問題なのかもしれない。毎日熟睡して疲れをとりたいのなら、感謝の気持ちを持つことをおすすめする。

少し熱めのシャワーを首に当てて、自律神経を整えている

目いっぱい働いて、帰宅しても神経がまだピリピリしている。こうしたストレスの多かった日の夜、心と体を上手にほぐせる人は、熱めのシャワーを首に当ててリラックスする。

活動的なときに働く交感神経は、首のつけ根部分にある「星状《せいじょう》神経節」というところに集中している。ここを温めると、交感神経がゆるんで、今度は副交感神経が活発化。自律神経が切り替わって、心身の緊張がときほぐされてリラックスできる。

首のつけ根に当てるお湯の温度は、40℃~42℃ほどのやや熱めがいい。それ以上熱くすると、交感神経が一層刺激されて、ますますリラックスできなくなるので要注意だ。マッサージ効果も得られるように、水圧は強めにしよう。何だか気持ちがいい、心も体もほぐれてきたと思えたら、効果が十分得られた証拠だ。

キャンドルライトを見る静かな時間。「1／fゆらぎ」効果で心が癒されていく

ゆらゆら揺れるキャンドルライト。寝床に入る前に、そのやわらかな灯りを見つめて心を落ち着かせる人は、1日のストレスを静かに解消できる。昼間の緊張を夜まで引きずりがちな人は、早速キャンドルライトを購入し、明日からでも試してみてはどうだろう。

キャンドルライトやろうそくの炎、焚火などを見ていると、何だか心がなごみ、安らぎを感じる。これは「1／fゆらぎ」という、規則性のなかにランダムに不規則性が混じる動きをするからだ。

1／fゆらぎは鳥のさえずり、風やせせらぎ、波の音、虫の鳴き声など、自然界に多く存在する優しい強弱を持つ音のなかにもある。これらの音をインターネットで検索し、動画などで聴きながらリラックスタイムを持つのもいい。

睡眠中に記憶が定着するから、負の感情を抱えたまま眠らない

仕事で納得のいかない事態が発生し、モヤモヤした気分が消えない。あるいは、知人にひどいことを言われ、あいつだけは許せないと思う。

マイナスの感情を抱えて、心が休まらないまま眠りにつく。そしたら翌朝目覚めても、そのイヤな気持ちは残ったまま……。このようなストレスいっぱいの朝を迎えたことはないだろうか。

ストレスをうまく処理する人は、イヤな気持ちを引きずらない。マイナスの感情を薄れさせてから、寝床に入るようにするものだ。

昼間イヤなことがあっても、寝る前には気分を切り替えるべきだと、北京師範大学が行った研究が証明している。研究ではまず、男性の実験参加者がイヤな気持ちになるように導いた。動物の死がいや銃口を向けられるところなど、気持ちが悪くなった

り、恐怖を感じたりする写真を50枚以上も見せたのだ。

そのうえで、4つのグループに分けて、その後の気分を調査した。

グループAでは、イヤな写真を見てから30分後、写真のことをどれほど覚えているのか調べた。グループBでは、イヤな写真を見てから睡眠を取り、翌日になってから、写真の記憶を調べた。

グループCでは、イヤな写真を見たあとで、美女の写真などを見せて気分転換を図ってもらい、30分後に写真の記憶を調べた。グループDでは、グループCと同じように気分転換をしてもらったあと、睡眠を取ってから写真の記憶を調べた。

こうした実験の結果、グループAとBでは、記憶についての差は見られなかった。一方、グループCとDでは明らかな違いが出た。グループDはCに比べて、イヤな写真を見た記憶が3分の1に減っていたのだ。

寝る前にイヤなことが頭に強烈に残っていたら、寝ている間に記憶として定着し、翌朝になっても鮮明に覚えているわけだ。昼間、マイナスの感情が起こったら、寝る前に気持ちを切り替えるようにしよう。これがストレスから早く逃れるコツだ。

心身がいつもリラックスしている人は、ストレスに効く漢方を知っている

ストレスが引き起こす自律神経失調症には、漢方薬が効果を発揮することも多い。心身の緊張やイライラ、不安に悩まされる人は服用を考えてみてもいいだろう。

自律神経を整えるのは、漢方薬が得意とするところ。ストレスがかかったときに分泌されるホルモン、コルチゾールの働きを抑え、ストレスに強い体質に変えるといった作用を持っている。

たとえば柴胡《さいこ》加竜骨《かりゅうこつ》牡蛎湯《ぼれいとう》は、仕事や人間関係などでストレスを感じやすく、悩みやすい人に向いているとされる漢方薬だ。心を落ち着かせて、脳の興奮が収まり、質の高い睡眠を得る効果も期待できる。

ただし、漢方薬だけに頼るのではなく、本書で紹介するさまざまなストレス対策を取ることも忘れないようにしよう。

part

7

ストレスに負けない人の
毎日を楽しむ習慣、
ぜんぶ集めました。

「ひとりカラオケ」で次々熱唱。
寄席に出かけて大笑い。
泣けるドラマで涙をぽろり。
ストレスに負けない人は、
毎日をすごく楽しんでいる。

気分をアゲたいときは赤系、落ち着きたいときは青系の服を着る

色は、心理にさまざまなイメージを与える力を持っている。

トルコのガーズィ大学の研究によると、暖色系の色には気分を高揚させ、元気を出させる効果があるという。米国の大統領選挙では、こうした赤い色の持つ心理効果を利用し、立候補者が派手な赤いネクタイを結んで演説することがある。

一方、同じガーズィ大学の研究では、寒色系の色には気分を落ち着かせる働きがあると報告されている。また、長岡科学技術大学の研究で、寒色系のなかでも、青色にはストレスを抑える働きがあるとわかった。

着る服を選ぶときには、こういった色の効果を利用してはどうだろう。気分をアゲたいときには、赤系のネクタイやハンカチを身につけて元気を出す。不安やモヤモヤを感じているときには、青色を基調にした服を着て、心を落ち着かせてみよう。

笑顔の自撮りや人を喜ばせる写真、そんな撮影が好きな人はストレス知らず

スマホを使えば、簡単に自撮りをすることができる。SNSにはそういった写真があふれており、それらのほとんどは笑顔で、とても楽しそうに見える。

自撮りは心にどういった変化をもたらすのか。米国カリフォルニア大学アーバイン校の興味深い研究を見てみよう。

研究では約40人を3グループに分け、それぞれに違う課題を与えて、毎日1枚の写真を4週間にわたって撮影してもらった。

グループごとの課題は、笑っている表情の自撮り写真、自分がうれしくなるものの写真、他者を喜ばせるものの写真、という3タイプとした。

この条件のもと、写真撮影を続けてもらったところ、3週間を過ぎたころには、すべてのグループにポジティブな心の変化が見られるようになった。幸福感を伴う感情

が増えてきたのだ。

なかでも、最もポジティブな感情が高まったのは、笑顔の自撮り写真を撮影し続けたグループ。しかも、そういった明るい表情の写真を撮っているうちに、なぜか普段も笑顔が増えてきた。

自分がうれしくなるものの写真を課題にしたグループにも変化があり、思慮深さが増して、小さなことに感謝する気持ちが強くなった。また、他者を喜ばせる写真を撮影したグループでは、家族や友人などの人間関係のストレスが減って、イライラすることが少なくなった。

これらの写真は、別にSNSに投稿したわけではない。ただ撮影しただけで、こうした前向きな効果を得られた。頻繁に投稿し、ほかの人に見てもらって、「いいね」の評価をもらわなくてもいいのだ。

笑顔で自撮りなんて、ちょっと恥ずかしくて自分にはできないかも、と思う人も積極的にトライしてみよう。やっぱり抵抗があるという場合は、自分や他人を楽しくさせるような写真を撮ってみてはどうだろう。

カラオケは大勢よりもひとりが正解。ストレス発散に効果絶大！

あの人はいつも元気で、ストレスなんて全然なさそう。そう思われている人は、休日には「ひとりカラオケ」を楽しんでいるかもしれない。

自分の好きな曲を存分に歌えるひとりカラオケは、ストレスを解消する効果が非常に大きい。英国の王立音楽大学は、ひとりで歌うときの心理的な効果を実験によって証明した。

実験では観客の前で歌う場合と、観客なしで歌う場合で、受けるストレスがどのように違うのかを比較。観客ありで歌うと、ストレスを感じたときに分泌されるコルチゾールの量が増え、不安感も増すことがわかった。

一方、観客なしで歌ったときにはまったく逆で、ストレスのレベルが下がり、不安感も少なくなった。

観客の前で歌うと、やはり緊張してしまうので、ストレスを感じるのだろう。これは仲間同士のカラオケでも同じではないか、と思われる。

誰かに歌を聴いてもらいたい、ワイワイ楽しみたいというのではなく、ストレス解消を目的にするのなら、ひとりカラオケのほうが効果は大きいというわけだ。

カラオケという行為自体に、メリットはまだまだある。気分良く歌っているうちに、「幸せホルモン」のセロトニンが分泌されて心身がリラックスする。

呼吸筋のトレーニングになることも見逃せない。呼吸をするときに使われる筋肉が固くなったり、衰えたりしたら、交感神経を刺激する浅くて速い呼吸が多くなり、リラックスしづらくなってしまう。

カラオケで大声を出す、あるいは一気に息継ぎをする際、横隔膜や肋間筋などが激しく緊張と収縮を繰り返す。歌うことは、呼吸筋の筋トレのようなものだ。このため、カラオケを趣味にすると、呼吸筋が鍛えられて、楽に呼吸ができるようになる。ひとりカラオケなら次々に歌えるので、なおさら呼吸筋は強化される。

メリットいっぱいのひとりカラオケ。もっと気軽に楽しみたいものだ。

1日たった6分、本を読むだけで、ストレスが68％も軽くなる！

仕事が忙しくて心身ともに疲れてしまった、あるいは人間関係のモヤモヤが収まらない……。こういった日の夜、ストレスを上手に忘れられる人は、本を開いてその世界に入り込む。

英国サセックス大学の研究によると、本を読みはじめてわずか6分後、ストレスのレベルが約68％も軽くなった。そのリラックス効果は、散歩やゲーム、音楽鑑賞、お茶を飲むときよりも大きかったという。

本の内容に集中することで、日常の不安や心配ごとを忘れ、ストレスによる筋肉の緊張などがゆるんだのではないか、と考えられている。ストレスを強く感じた日こそ、本をたっぷり読むようにしよう。ただし、読書が嫌いな人は、本を読むこと自体がストレスになって逆効果だとか。別のストレス解消方法を試すほうがいい。

夜の読書はベッドではなく、リビングで楽しむ人はよく眠れる

夕食を食べたあと、寝るまでの時間は本を読むのが何よりの楽しみ。こういった人は少なくないだろうが、寝室の布団の上で読んでいるのなら、その日の疲れを解消しにくいかもしれない。

毎晩、しっかり熟睡し、ストレスで緊張した心身を癒す人は、寝室ではなくリビングで読書をするものだ。そして眠くなったら、そのときにはじめて寝室に移動する。こうすれば、寝室は寝るためだけの部屋だと脳が認識し、寝床に入るとすみやかに寝つくことができる。

一方、寝室で本を読む習慣があると、寝室は寝るだけではなく読書もする部屋だと脳が認識。さあ寝ようと灯りを消しても、なかなか寝つけなくなる可能性がある。スムーズに睡眠モードに入るため、本は寝室以外で読むようにしよう。

ストレス解消にドライブ。大声を出すと、さらにスッキリする！

車の運転が好きな人は、あてもなくハンドルを握ることが気分転換になる。ストレスが少したまった週末、知らない土地へドライブに出かける人も多そうだ。

ちょっとしたドライブは、小さな旅でもある。ストレスの発生源である職場などから遠く離れ、日常を忘れることによって、普段感じている不安や焦り、イライラなどが薄れていく。

ドライブ中、好きな音楽をかけながら、大きな声で歌うのもいいだろう。同乗者のいない場合、車内はひとりカラオケのステージとなって、思う存分、歌いまくることができる。

ただ、ドライブはストレスが軽いときだけにしておこう。心身の疲労がたまっているときは、集中力が低下しているので事故を起こしかねない。

ストレスに強い人の朝の習慣、目覚めたらまず楽しいことを思い出す

仕事がひどく忙しかったり、身近な人との関係性が良くなかったりしているとき、朝の目覚めが悪いことがある。

ああ気持ちのいい朝だなあ、といった爽快感はなく、たまっている仕事や知人とのいさかいなど、ストレスの原因をすぐに思い浮かべる。そして、1日のはじまりから、気分が重たくなってしまうのだ。

このような日々をおくっていると、ストレスがだんだんたまって、精神状態が一層マイナスの方向へと進んでいくのは避けられないだろう。

ストレスに強く、上手に対処する人は、朝いちばんにイヤなことなど思い浮かべない。まずは楽しいことを考える習慣があるものだ。

思春期の若者を対象にした、米国ケンブリッジ大学の研究を紹介しよう。思春期で

発症するメンタルヘルスの不調は重症化しやすく、その後も再発しやすいことから行ったものだ。

14歳の若者427人を対象に、目が覚めたとき、ネガティブな記憶とポジティブな記憶を思い出してもらい、1分後に反応を調べた。この実験を数回繰り返した結果、ポジティブな記憶を思い出した場合は、ストレスを感じたときに分泌されるコルチゾールの量が減少することがわかった。

目覚めたときに楽しかった記憶を思い出すと、ストレスを感じないで、気持ち良く1日のスタートを切れるというわけだ。ついネガティブなことを考えがちな人は、この習慣を取り入れてみてはどうだろう。

ただし、過去の記憶を頻繁に思い出し過ぎると、逆効果になりかねないという研究もある。理化学研究所によって、思い出を頭に浮かべる頻度が増え過ぎると、記憶障害を起こすリスクがあると報告されているからだ。

朝目覚めたときに、まずは楽しい記憶を思い浮かべる。そして、気持ちがスッキリしたのを感じたら、早く気分を切り替えて、朝やるべき行動に移るようにしよう。

休日は寄席で落語や漫才を楽しみ、観客につられて大声で笑う

笑いのストレス解消効果はよく知られている。休みの日に、お笑い番組やコメディ映画を観る習慣がある人は、楽しく気分転換できるのではないか。

なかにはもう一歩進んで、寄席にたびたび足を運び、落語や漫才のライブを堪能して大笑いする人もいる。こういった趣味があれば、一層、ストレス解消効果は大きくなりそうだ。

親しい人と会話をしているとき、相手が笑いながら話すと、自分もつられて笑ってしまうことがある。落語や漫才も同じ。寄席で観覧すると、まわりの観客の大きな笑い声に心が同調し、より一層楽しく笑ってしまうものなのだ。

声をあげて笑うと、深呼吸のような効果も得られ、副交感神経の働きが高まってリラックスできる。心が疲れたときの趣味に、寄席の観覧を加えてみてはどうだろう。

泣けるドラマが持っている、すごいストレス解消効果

ストレスがたまったとき、思わず涙が出るような映画やドラマをあえて観る人がいる。それでは一層落ち込むのではないかと思うかもしれないが、じつは涙を流したあとはスッキリし、ストレスを抑えることができる。

ストレス解消をテーマに、「笑い」と「泣き」の有効性を比較したユニークな研究がある。お笑い芸人の漫才で笑ったあとと、映画『ALWAYS三丁目の夕日』を観て泣いたあとのストレス解消効果を比較。その結果、涙を流したときのほうが効果が大きいと結論づけた。感情が揺さぶられて涙を流すと、副交感神経が刺激されて、心身が癒されるのだろうと推測されている。

心が重たいとき、感動的な映画やドラマ、小説、アニメ、漫画などで涙を流すと、ストレスが洗い流されて心がス〜と軽くなっていきそうだ。

ガーデニングやベランダ菜園が趣味の人は、ストレスを上手に解消できる

家に庭のある人は、ガーデニングや家庭菜園を楽しんでいることが少なくない。集合住宅に暮らす人の間でも、プランターや鉢植えをベランダに並べ、花や緑に親しむ趣味は人気が高い。

このように、日ごろから植物とふれ合っている人は、ストレスを上手に発散できるようだ。ノルウェーの大学のガーデニングに関する研究を見てみよう。

うつの症状がある人にガーデニングを12週間にわたって楽しんでもらったところ、症状が改善し、ふさぎ込むことが減ったという。

研究者たちは、ガーデニングに集中することによって、日常の心配ごとから気がそれたのではないか、と考えている。

ほかにも、植物に親しむことが心身に好影響を与えるという研究は多い。東京農業

大学と金沢大学の共同研究を紹介しよう。

脳梗塞を発症した人たちを対象に、花を見てもらったり香りをかいでもらったりしたところ、機能が低下していた脳細胞が活性化した、というものだ。花とのふれ合いによって、脳の血流が増したのだろう、と考えられている。

千葉大学の研究も興味深い。医療機関の施設内に小規模な池と滝などを設け、植物などを配して、人工的な生態系であるビオトープをつくり、うつ病などの患者に4分間眺めてもらった。その結果、心身をリラックスさせる副交感神経の働きが活発化し、ストレスがあるときに高まる交感神経の活動が抑えられた。

また、同じ千葉大学の研究で、脊髄を損傷した患者を対象に、盆栽を1分間眺めてもらった。すると、やはり副交感神経の働きが高まり、交感神経の活動が抑制されたことがわかった。

こうしたさまざまな研究により、ガーデニングをはじめ身近な緑とのふれ合いは、ストレスをなだめるのに効果的だと確かめられている。プライベートな時間を安らぎあるものにするために、庭いじりやベランダ菜園をおすすめする。

マニキュアで爪をキレイに飾り、ちらちら見るだけで緊張がほぐれていく

化粧をすると何となく気分がアガるのは、多くの女性が経験してわかっているだろう。じつは、マニキュアをしただけでも、そういったポジティブな方向に心を動かすことができる。

京都大学の研究によると、大学生にマニキュアをしてもらったところ、落ち込んでいた気持ちが少し軽くなり、緊張や疲労も若干低下してリラックスできたという結果になった。

マニキュアは爪に施すものなので、ちょっとうつむいたり、手を上げたりするだけで、すぐに見ることができる。自分がキレイになったと実感しやすいので、こうしたポジティブな効果が得られやすいと考えられている。人から見ると、化粧ほどは目立たないので、女性だけでなく男性も試すことができるかもしれない。

part

8

ストレスに負けない人の
食べ方の習慣、
ぜんぶ集めました。

ストレスに負けないためにも、
やっぱり食事は大切。
朝起きたらコップ1杯の牛乳、
イライラしたらプチスイーツ、
小腹がすいたらゆで卵はいかが。

午前中、イライラして過ごさないためには、朝食を取るのが基本中の基本

何でもないことにイライラし、無性に腹が立って仕方がない。こうした人は朝食を抜いて、お腹が空いているのではないか。ストレスに対する耐性が高く、マイナスの感情が湧きにくい人は、毎日必ず朝食を取っていることだろう。

子どもでもあるまいし、腹が減って機嫌が悪くなるなんて……と思うかもしれないが、体の仕組みから考えると自然に湧き上がる感情だ。

米国ノースカロライナ大学では、直前に食事を取ったグループと、5時間以上食べていないグループに分けて、強いストレスを与える実験を行った。その結果、空腹のグループは激しい怒りの感情を見せたという。

空腹を感じると、「幸せホルモン」セロトニンの分泌が減って、心が安定しにくくなる。このため、どうでもいいようなことにストレスを感じて、イライラが募ってし

まうのだ。

加えて、朝食を抜くと、午前中だけではなく午後も無駄にイライラし、人に対して攻撃的になる恐れがある。

朝食を抜けば、前夜の夕食から昼食までの食事間隔が空き過ぎる。こうなったら体は危機感を覚えて、次に何かを食べたときに栄養をより多く取り込もうとする。この体の仕組みから、朝食抜きで昼食を取ると、その後、血液中にブドウ糖がたくさん入り込む。つまり、血糖値が急上昇してしまう。

血糖値が急激に上がると、血管にかかる負担が大きくなる。そこで、膵臓からインスリンが大量に分泌され、血糖値は急激に下がっていく。こうした際には、アドレナリンなどの興奮作用のあるホルモンも過剰に分泌される。何でもないことでストレスを感じて、イライラしやすくなるのはこの体の仕組みも関係している。

血糖値が上がってから、イライラ感が強まるまでには1時間半程度かかる。12時半に昼食を取ると、2時前後から攻撃的な気分になってしまうわけだ。日中、穏やかな心で過ごすため、朝食は必ず取るようにしよう。

イライラしない人はベジファースト、ミートファースト。血糖値が乱高下しないから腹が立たない

血糖値を乱高下させるのは、朝食抜きの習慣だけではない。最初からご飯やパンなどの糖質を多く食べた場合も、血糖値が急上昇し、その後急激に下降してしまう。

血糖値の乱高下を防ぐのに有効なのが、野菜（ベジタブル）を最初（ファースト）に食べるという「ベジファースト」だ。野菜に含まれている食物繊維が糖質の吸収を抑え、血糖値が急激に上がらないで済む。

肉（ミート）から食べる「ミートファースト」も有効な食べ方だ。たんぱく質を食べると、インクレチンというホルモンが腸から分泌され、その働きによって血糖値の急上昇が抑えられる。

また、すきっ腹で甘いものを多く食べるのも、血糖値の急上昇につながりやすい。おやつは手の届かないところに置いておくなど、自制できるようにしておこう。

イライラしたら甘いものを少しだけ食べ、「幸せホルモン」の助けを借りる手も

甘いおやつは血糖値を乱高下させる原因となり、ダイエットの大敵でもある。とはいえ、完全に敵視する必要はない。ストレスがたまったら、じつは甘いものを少し食べるといい、ともいえる。

甘いものを食べたい、でも食べたら太る……。おやつを我慢し、心のなかで葛藤していると、ストレスがたまってイライラしてくる。

体がこうした状態になったとき、心を落ち着かせるための特効薬が、幸せな気分に導いてくれるセロトニンだ。

セロトニンはトリプトファンという物質を材料とし、脳内でつくられる。この合成されるまでの過程で、インスリンがとても重要な役割を担う。摂取されたトリプトファンが脳へと送られる際、インスリンの働きが欠かせないからだ。

この体の仕組みから、脳内でセロトニンをたくさんつくるには、インスリンの分泌が必要ということになる。

そこで、甘いものを少しだけ食べるのだ。そうすれば血糖値の上昇を受けて、インスリンが分泌され、その働きによってトリプトファンが脳に多く送られる。材料が増えたことで、セロトニンの合成が促進され、イライラした気分が薄れて幸せ気分になっていく。

こうしたメカニズムから、ストレスを抑えるという点では、甘いものを食べることにもメリットがある。ただし、スナック菓子を一気に1袋、チョコレートを1箱といった具合に、一度に大量に食べるのは禁物だ。これでは血糖値が乱高下して、脂肪が蓄えられやすく、そのうえストレスも感じやすくなってしまう。甘いおやつを食べるときには、少しの量にとどめておくのが鉄則だ。

体重を増やしたくないのなら、食べる時間帯にも注意しよう。午後2時前後に食べると、摂取した糖質が脂肪に最も変わりにくい。食べるのはせいぜい3時ごろまでにして、それ以降は手を出さないほうが無難だ。

ストレスに強い人は、小腹がすいたらゆで卵。お菓子よりもずっと血糖値が上がらない

お腹が減ってくると、甘いものを食べたくなる。こういった場合、空腹からくるストレスを上手にかわし、血糖値も上昇させたくない人は、甘いお菓子ではなくゆで卵を食べる。

血糖値を上げる原因は、お菓子類にたっぷり含まれている糖質にある。その点、ゆで卵にはほぼ含まれていないので、血糖値が上がる心配はない。仕事をしている人は、職場に持っていって、3時のおやつにしてみてはどうだろう。

コレステロールが気になる人もいそうだが、いまでは高コレステロール食品を食べたからといって、ストレートに血中濃度が高まるわけではないとされている。かつては「1日1個まで」といわれていたが、健康な人の場合、2個程度食べても問題はない。栄養豊富な食品なので、積極的に食べるようにしよう。

青魚が好きな人はストレスに強く、心が健康でうつ病になりにくい

サバやイワシ、サンマ、アジ、カツオといった青魚は、古くから日本人の食生活に欠かせない食材だ。これらの魚には、体内ではつくられない「オメガ3系脂肪酸」というタイプの良質な油がたっぷり含まれている。

そのひとつ、EPA（エイコサペンタエン酸）には血液をサラサラにする働きがあり、動脈硬化を防ぎ、脳卒中や心臓病を予防し、中性脂肪を減らすこともできる。もうひとつのオメガ3系脂肪酸、DHA（ドコサヘキサエン酸）は脳の認知機能の低下を防ぐとされている。

EPAやDHAが豊富な青魚を毎日のように食べる人は、血管年齢が若く、生活習慣病になりにくく、年を取ってもボケにくい可能性があるわけだ。加えて、最近ではうつ病の発症を防ぐ効果もあると考えられるようになった。

うつ病は特別な体質の人がなる病気ではなく、日本人の15人中1人は発症するといわれている。その大きな原因となるのは心身にかかるストレス。仕事や人間関係からくる心配ごと、悩み、焦り、孤独感、過労など、強いストレスが長期間にわたって続いた場合、うつ病を発症しやすくなる。

オメガ3系脂肪酸がうつ病を防ぐメカニズムについては、まだ詳細にはわかっていないが、EPAやDHAの持つさまざまな作用が複合的に働いているのではないかと考えられている。

国立がん研究センターなどの研究により、1日57gの魚介類を食べるグループと比べて、1日111g食べるグループではうつ病リスクが56％低いことがわかった。

また、EPAを1日200mg摂取するグループに対して、1日307mg摂取するグループはうつ病リスクが46％、DHAを1日67mg摂取するグループに比べて、1日123mg摂取するグループはうつ病リスクが58％低かった。

体の健康はもちろん、ストレスに負けない心の健やかさを保つためにも、毎日の食卓に青魚は欠かせない。

イライラして甘いものに手が出そう。そんなときはおでこを指で叩く

お腹が減って、甘いものを食べたくなってきた。でも、ここはとりあえず我慢しておこう……。こういったとき、ストレスをうまくコントロールできる人は、おでこを指でトントン叩く。

米国ニューヨーク市聖路加病院の研究によると、おでこを30秒間、指でトントン叩くタッピングを行うと、食欲が半分から3分の1程度まで低下した。ほかに耳をタッピングする、つま先で床をトントンする、壁を見つめるといった方法でも食欲は減退したが、おでこトントンが最も効果が高かった。

空腹のストレスを軽くできるのに加えて、ダイエット効果も得られるのだから、試してみない手はないだろう。ただ、人目につくところで行うと、妙に神経質な人だと思われる可能性もあるので、注意したほうがいいかもしれない。

朝起きたらコップ1杯の牛乳。夜になって「睡眠ホルモン」がドッと分泌

心身の疲れを取り、自律神経のリズムも整えるには、夜にしっかり眠るのが肝心だ。寝る前のホットミルクが快眠の秘訣、といわれることもあるようだが、夜が更けると自然と眠気が湧いてくる人は、朝のうちに牛乳を飲む習慣がある。

夜に眠くなるのは、「睡眠ホルモン」メラトニンの働きによる。メラトニンは「幸せホルモン」セロトニンからつくられ、そのセロトニンの材料となるのはトリプトファン。牛乳はトリプトファンが豊富なので、摂取すると快眠につながるというわけだ。

飲むタイミングとしては朝がベスト。トリプトファンがセロトニンを経てメラトニンに変わるまで、14~16時間もかかるからだ。このため、朝の8時ごろに飲んでおけば、ちょうど就寝する時間帯に眠気が湧いてくる。コップ1杯の牛乳で、1日に必要なトリプトファンの3分の1を得られる。毎朝飲むのを習慣にしよう。

豆乳や納豆、豆腐を朝食で取る人は、トリプトファン効果で幸せな気分になる

牛乳を飲むと、お腹に不快な症状が出る人がいる。これは、日本人には乳糖を消化できない人が少なくないからだ。そういったタイプの人が「幸せホルモン」をたっぷり分泌させ、睡眠の質も高めたいのなら、毎朝、牛乳ではなく豆乳を飲むといい。

大豆にはトリプトファンが豊富に含まれており、じつはその量は牛乳よりもやや多い。牛乳が苦手なら、積極的に豆乳を飲んでみよう。

大豆を原料とする豆腐や納豆、味噌、おからなども、もちろんトリプトファンが豊富。いずれもご飯といっしょに食べやすい食品なので、無理なく朝の食卓に上げることができそうだ。

トリプトファンは乳製品や大豆加工品のほかに、卵や魚、肉、ニンニク、ゴマ、ピーナッツ、米や小麦などの穀物にも多く含まれている。

ストレスでヤケ食いしそうなとき、ブレーキをかけられる裏ワザがある！

イライラして、つい甘いものに手が出る。ムカムカして、ヤケ食いをする。不満がたまって、ヤケ酒を飲む。

ストレスがたまったとき、暴飲暴食をして気を晴らしたくなる。しかし、腹が立ったり、不安や悩みがあったりしたとき、すぐに飲み過ぎ食べ過ぎをしていたら、健康を損ねても仕方がない。

ストレスをうまく処理する人のなかには、イライラやムカムカがあっても、飲み食いに走らない人もいる。そうした人が身につけているのが、「イフゼン・プランニング」という脳を操るテクニックだ。

イフゼン・プランニングとは、「もし（if）○○だったら、そのとき（then）は××をする」というルールをあらかじめ決めておき、何かあったら実践するというものだ。

このテクニックがストレスをコントロールする効果は、実験によって証明されている。独コンスタンツ大学の研究を見てみよう。

研究では94人の学生を対象に、好きな高カロリーの食べものを我慢できるのかを実験。一部の学生には、「もし食べたくなったら、そのことを忘れる」と3回唱えさせた。すると1週間後、決めたセリフを唱えていた学生は、唱えなかった学生と比べて、食べた量が半分近くまで減っていた。

イフゼン・プランニングは非常に効果的で、習慣に取り入れると、ストレスからくるヤケ食いをコントロールできそうだ。自分に合った「もし」を考えて、「そのとき」何をするかを決めておいてはどうだろう。

たとえば、ストレスがたまるとお菓子を食べたくなる人の場合、「もしお菓子を食べたくなったら、1週間はエスカレーターとエレベーターを使わない」。あるいは「晩ご飯の量を半分にする」「スクワットを30回する」といった感じだ。

この試みを続けているうちに、それほど無理なく、欲求をこらえることができるようになるだろう。

ダイエットからくるイライラは「食べる瞑想」でコントロール

最近、ちょっと太り気味。健康診断でも中性脂肪が高めな数値になったので、ダイエットをスタート。しかし、食事を制限すると、ストレスがたまってイライラする。ダイエット中でも、満足できる食べ方はないものか……。

こう考えている人に、少ない食事でもしっかり楽しんでいる人の食べ方を紹介しよう。「マインドフルネス・イーティング」という食事の仕方だ。

「マインドフルネス」とは、不安や悩み、気になっていることを忘れて、いまこの瞬間に集中して意識を向け、ありのままを受け入れようとする考え方。近年、世界的に注目されており、誰もが知るような大企業でも推奨されている。

この考え方を食事に取り入れたのが「マインドフルネス・イーティング」だ。いま目の前にある料理だけを意識し、食事に集中するので、「食べる瞑想」と呼ばれることもある。食べる量が少なくても満足感が得られやすく、ダイエットに有効で、暴飲暴食を防げるとされている。

「マインドフルネス・イーティング」は、あっという間に食べ終える「早食い」とは対極にある食事方法だ。たとえばサラダを食べる場合、すぐに口には運ばないで、まずはトマトやレタスなどをつまんで、色や形、つやなどを観察する。

そして、箸でつまんだりフォークで刺したりして、顔の前まで持ってきて、ドレッシングの香りもかいでみる。実際に食べるのは、こうして目と鼻でしっかり確認してからだ。

口に入れたら、すぐには噛まないで舌の上にのせる。重さや冷たさ、形を感じ、鼻の奥に立ちのぼる香りも感じる。ここまで確かめてから、ゆっくりと噛む。トマトやレタスの食感に集中し、あふれ出るジューシーさも確認。それからゆっくり飲み込んで、のどから下っていく様子も感じ取る。

時間をかけて食べるので、血糖値が急上昇せず、健康にもいい食事の仕方だ。まずは自宅の夕食などで試してみてはどうだろう。

part

9

ストレスに負けない人の
体を動かす習慣、
ぜんぶ集めました。

ストレスを上手にかわす人は、
体をよく動かしている。
仕事中にちょっと立ち上がる、
「プチプチ」をひたすらつぶす、
掃除やイヌの散歩も効果あり！

ストレスに強い人は1時間に1回、ほんのちょっとだけでも歩く

ストレスをため込まないで、上手に発散する人はあまりじっとしていない。仕事中、机に向かい続けるデスクワークの人でも、とくに用もないのに、ときどき立ち上がったり、お茶をいれにいったりするものだ。

同じ姿勢で過ごしていると、筋肉が固まって全身の血流が悪くなる。そのうえ仕事が忙しかったり、人間関係の悩みがあったりと、何らかのストレスを感じている場合、心身はより緊張してしまう。こうした状態では、自律神経が乱れがちになって、ストレスにうまく対処できない。

そこで、とにかく体を動かすことを心がけるようにしよう。1時間に1回程度でも立ち上がり、席をはずして少しでも歩く、スクワットをする、背伸びをする、といったように体を動かし、筋肉をほぐすのが大切だ。

イライラしないで1日を過ごせる人は、朝早く起きて散歩をするのが好き

ストレスに強い体になるには、自律神経を整えることが大切。そのためには、質の高い睡眠を取るようにしたい。

毎晩、決まった時間に眠くなり、ぐっすり熟睡する人の習慣として、よく行われているのが朝の散歩だ。眠りを誘うメラトニンの材料であるセロトニンは、朝の早い時間に日光を浴びると分泌がはじまる。

セロトニンを分泌させるには、一定のリズムを刻みながら体を動かすことも効果的だ。日光を浴びながらリズム良く動く朝の散歩は、セロトニンを増やすための最善の方法といえる。

午前中の早い時間に、セロトニンを分泌させはじめると、夜になってからメラトニンの合成量が多くなる。夜の熟睡は、じつは朝の散歩がカギだったのだ。

ランチのあとはプチウォーキング。「幸せホルモン」が分泌されて楽しくなる

セロトニンの分泌をスタートさせるには、朝のうちに散歩をするのがいちばんだ。こう聞いても、忙しい朝に散歩の時間なんか取れない、と思う人が多いかもしれない。そういった人は、日中にセロトニンをたっぷり分泌させている人に学ぼう。ランチのあとで、ちょっとだけでも歩くのだ。

日中にセロトニンの分泌量を増やしておくと、夜になってからメラトニンの合成量が増えて、深い睡眠につながる。そこで昼休みを利用し、日光浴＋ウォーキングによって、セロトニンを増やしておくのだ。

セロトニンは別名「幸せホルモン」。分泌量が増えると、元気が出てストレスを感じにくくなる。日中は幸せな気分で過ごし、夜になったら自然と眠くなるように、時間を見つけて運動を心がけたいものだ。

クサクサした気分をなくしたい人は、掃除に精を出してストレスを解消する

ほこりがたまっていたり、乱雑にものが置かれていたりと、そういった空間にいるだけでストレスがたまっていく。スッキリした気分になりたいのなら、早く掃除をしたほうがいいだろう。

掃除が好きな人は、ストレスをあまり感じないのではないか。多少、気分がクサクサしていても、ものを片づけたり、汚れを取り除いたりしていると、気分がだんだん晴れていく。掃除に集中しているうちに、ストレスを忘れてしまうのだ。

雑巾がけに代表されるように、掃除にはリズム良く体を動かす作業が多いことも、ストレス対策として重要な点だ。こうした動きによってセロトニンが分泌され、気分は一層良くなっていく。増えたセロトニンは夜になってメラトニンに変化し、快眠に導いてくれる。掃除のストレス解消効果はとても大きいことを知っておこう。

鍋を磨いてストレスをコントロール。心が何だか穏やかになっていく

気になることがあって、どうにもモヤモヤする。不安や焦りなど、イヤな気分がいったん湧くとなかなか収まらない。こうしたとき、ストレスを忘れるのが上手な人は、鍋やフライパンをひたすら磨いてピカピカにする。

磨くという行為は、じつはそれほど単純な作業ではない。力の入れ具合や角度を変えたり、洗剤を使ったり使わなかったり、食器用スポンジではなくメラミンスポンジを使ったりと、汚れやサビを落とすには工夫が必要だ。いろいろ考えながら行っているうちに、磨く作業に集中して、ほかのことは考えなくなっていく。

しかも、作業は最後に実を結び、ピカピカになるという報酬も得られる。光り輝く鍋を前にして、脳には有効な神経伝達物質が分泌されることだろう。真剣に行うと適度な運動にもなり、心地良い疲れから夜はぐっすり眠れるのもメリットだ。

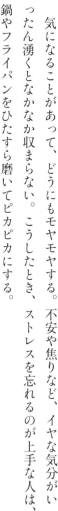

「プチプチ」をひたすらつぶすうちに、なぜだかストレスが消えていく

プチ、プチ、プチ、プチ……。ぷっくりふくらんだ緩衝材のシートを手にし、ひたすら指でつぶす。経験がある人も多いだろうが、こうしているだけで、なぜだか気分がスッキリするものだ。

緩衝材をつぶすような指先を使う単純作業は、意識を集中しやすいことからか、イヤな気持ちを忘れさせてくれる働きがある。「プチ」と小さな音を立ててつぶれるとき、ちょっとした達成感を覚えるのもうれしい。

同じような効果を得られる手作業は、ほかにもいろいろある。たとえば、ティッシュペーパーや新聞紙をひたすらちぎって細かくする。目の前にできた紙の盛り上がりを見たとき、これ以上はもうちぎれないと、やはり達成感を覚えそうだ。ハサミで細かく切ってみるのもいいだろう。自分に合ったスッキリ手作業を見つけてみよう。

意外なストレス対策がガムを噛むこと。脳の血流が増えて緊張がやわらいでいく

食事のときは、よく噛んで食べることが肝心だ。食材を細かく噛み砕けて消化が良くなる、唾液に含まれる消化酵素の分泌が促される、ゆっくり食べるうちに満腹中枢が刺激されて食べ過ぎを抑えられる、などメリットは数多い。

加えて、よく噛むことには脳の血流を増す、という重要な働きもある。ポイントとなるのは、歯の根元部分を覆う「歯根膜」という薄い膜だ。ひと口噛むたびに、歯は歯根膜に0・03㎜ほど沈み込む。その力を受けて、歯根膜の内部にある血管が押され、3・5㎖ほどの血液が脳へと送り込まれる。

噛めば噛むほど脳の血流が良くなって、頭がスッキリするというわけだ。ストレスをうまくかわす人は、この体の仕組みを存分に生かし、食事のときはゆっくり噛んで食べ、ときどきガムも噛んでいる。ガムを噛むことによっても、まったく同じ効果が

期待できるからだ。

アイルランド国立大学などは、100人を超える大学職員を対象に、ガムを噛む効果について研究を行った。実験前に仕事上のストレスや不安、抑うつ、疲労感、不注意などのネガティブな7項目について、そのレベルを回答してもらった。そのうえで、これからの仕事中にストレスを感じたとき、自由にガムを噛んでもいいと伝えた。

仕事を終えてから、再び同じ問いに答えてもらったところ、すべての項目で仕事に取りかかる前よりもレベルが下がっていた。ガムを噛むことによって、脳の血流が増し、その働きがアップしたと考えられる。

日本チューインガム協会によると、1枚のガムを噛む回数は550回だという。この数字をもとにすると、噛む間に2ℓ近くの血液が脳に送り込まれることになる。脳を活性化する効果は絶大だ。

リズム良く噛んでいるうちに、セロトニンの分泌も促される。その働きによって幸せな気分になり、快眠も得られやすい。これからはポケットにいつも、ガムを1袋忍ばせておいてはどうだろう。

イライラしたら強めの筋トレ。前向きな気持ちになりストレスに対抗できる

強いストレスから不安やイライラなどを感じたとき、体を動かすのが好きな人はきつい筋トレをする。

強度の高い運動をすると、人間の頭のなかはそのことでいっぱいになる。腕立て伏せやスクワットを「29回、30回、31回……」と頑張っているとき、さっきまで感じていた不安やイライラは吹き飛んでいるはずだ。

強めの筋トレをすると、アドレナリンやドーパミンなどが分泌され、体のパフォーマンスが上がって集中力が増す。前向きな気持ちになって、ストレスに立ち向かおうという気力が湧いてくることだろう。

緊張状態が長期にわたるのは良くないが、短い間なら問題はない。こうした一時的にストレスを忘れるテクニックも身につけておこう。

寝る前にはゆるめのストレッチ。自律神経を整えてぐっすり眠る

ストレスから不安やモヤモヤを抱え、心身が緊張したまま夜を迎えた場合、なかなか眠れないときがある。交感神経が優位になっていることから、体が睡眠モードに入っていけないのだ。こうした場合、ストレスをためない人は布団の上でストレッチをする。ストレッチとは「伸ばす」運動のこと。筋肉や関節をゆっくり無理なく伸ばして、全身に心地良い刺激を与える。

激しい動きではないが、それでも運動の一種なので、血行が促進されて、体の隅々にまで血液と栄養がいきわたる。筋トレやランニングのような強い運動をすると、交感神経が刺激されるが、ストレッチはその逆。交感神経が高まっていた体が癒され、副交感神経が優位になって、心身ともにリラックスしていく。

毎日、寝る前に布団の上で行うようにすれば、就寝前の儀式として脳が認識し、眠

気を呼ぶ効果も期待できる。

では、布団の上で行えて、快眠につながるストレッチのやり方を紹介しよう。

◎仰向け足首曲げ伸ばし…①仰向けになり、息をゆっくり吸いながら、足首を手前に曲げてアキレス腱を伸ばす。②息をゆっくり吐きながら、足首をもとの状態に戻す。

◎腕&肩回し…①布団に座り、ひじを曲げて脇を開き、肩の高さまで上げる。②ひじを曲げたまま、両腕をぐるっと後ろに回す。肩甲骨を寄せるようにするのがポイントだ。③両腕を頭の上まで伸ばし、その姿勢を2秒ほど保ってからもとに戻す。

◎仰向け足腰ひねり…①仰向けで両足をやや開き、両手を横に広げて手のひらを下に向ける。②片方のひざを直角に曲げ、腰をひねって、もう片方の足の外側に持っていく。肩と手のひらは布団につけたまま。③5～10秒保ってからもとに戻す。反対側も同じようにする。

いずれも5～6回繰り返すといい。大事なのは、無理をしないで行うこと。力を込めて一生懸命にトライすると、交感神経が刺激されて眠れなくなってしまう。リラックスして、ゆる～い感じで行うようにしよう。

自律神経の働きが乱れない人は、呼吸筋のストレッチを欠かさない

ストレスにうまく対処するには、呼吸の使い方が非常に重要だ。というのも、これまで何度か紹介してきたように、自律神経の働きと呼吸とは強い関連性がある。

改めて簡単に説明しておこう。ストレスを感じて交感神経が高まっているときには、呼吸は自然と速くて浅くなっている。一方、リラックスしているときには副交感神経が優位になっており、ゆっくり深い呼吸をするものだ。

この体の仕組みから、交感神経が優位になっていても、意識してゆっくりと深い呼吸を行えば、副交感神経に切り替えられる。呼吸の仕方をうまく変えることにより、自律神経をコントロールしてストレスをいなせるというわけだ。

ただ、ひとつ問題がある。呼吸筋が固くなっていると、深い呼吸ができにくいことだ。呼吸筋とはひとつの筋肉ではなく、胸部と腹部の境目にある横隔膜をはじめ、肩

や首、背すじの筋肉、それに腹筋なども含まれる。

これらの呼吸筋を柔らかくしておくことが、呼吸によって自律神経をコントロールするためには欠かせない。そこで、呼吸筋のストレッチが必要になる。1日それぞれ3セット、次に紹介するストレッチを行って、呼吸筋を柔らかく保つようにしよう。

◎肩の上げ下げ…①両足を肩幅に開き、息を鼻からゆっくり吸いながら両肩を上げていく。②息をたっぷり吸ったら、口から吐きながら両肩をもとの姿勢に戻していく。

◎首かしげ…①両足を肩幅に開き、息を鼻からゆっくり吸いながら首を横に傾けていく。②息をたっぷり吸ったら、口からゆっくり吐きながらもとの姿勢に戻していく。

◎胸の上げ下げ…①両足を肩幅に開き、両手を重ねて胸の前に当て、息を口からゆっくり吐く。②息を吐き切ったら、鼻からゆっくり吸う。このとき、大きく膨らもうとする胸を手で押さえる。③息をたっぷり吸ったら手の力をゆるめて、口からゆっくり吐きながらもとの姿勢に戻していく。

毎日の習慣に取り入れれば、続けるうちに呼吸筋が柔らかくなっていき、無理なく深い呼吸ができるようになるはずだ。

ヨガを毎日の習慣に取り入れて、ストレスに強い体を保つ

ストレスをうまくコントロールできる人は、心身をリラックスさせるテクニックを知っている。ヨガもそのひとつだ。

ヨガは呼吸と連動させて、特定のポーズを取る健康法の一種。ストレスで緊張しているときに行うと、自律神経が交感神経から副交感神経に切り替わり、心身がほぐれてリラックスしていく。

夜に行えば、質の高い睡眠が得られることだろう。全身の血流も促進されるので、背中や腕、肩などの疲れが解消され、内臓の働きも良くなる。

激しい動きではないので、年齢や体力を問わずに試すことができる。普段使わない筋肉を動かすだけで、何となく気持ちがいいものだ。

ただし、体が硬い人は目いっぱいやろうとしないで、自分のできる範囲で行うよう

にしよう。続けているうちに、しだいに柔軟性も増していき、それほど体に負担がなくできるようになるものだ。

では、次にあげるポーズを試してみよう。ヨガの場合、呼吸は口ではなく、鼻で行うのが基本だ。

◎**背中丸め…**①椅子に座って太ももに手を置き、息を吐きながら首から腰までをゆっくり丸めていく。②息をゆっくり吸いながら、胸を開くことを意識しつつもとの姿勢に戻していく。この動きを5回ほど繰り返す。

◎**肩回し…**①椅子に座り、ひじを曲げて両手の指先を両肩につける。②肩から指先を離さないように気をつけ、息を吸いながら両ひじを肩の高さまで引き上げる。③息を吐きながら、両ひじをぐるっと後ろに回してから、もとの姿勢に戻る。回すときには、肩甲骨を動かすことを意識する。この動きを5回ほど繰り返し、そのあとで反対回りで5回繰り返す。

どちらのヨガも、椅子に座ったままで簡単にできる。仕事中、疲労を感じたときにも行うといいだろう。

ジョギングでストレスを発散できるのには、科学的な理由があった

ジョギングが趣味な人は、走っていると何だか気が晴れるのだと言う。これは本当のことで、ストレス解消に効果があるのは間違いない。

東京大学では、マウスをランニングマシンで走らせて、脳がどういった反応を示すのかを実験した。1日30分ほど走らせたところ、覚醒や気分、記憶、自律神経の調節などに関する機能が活性化したことがわかった。さらに、この実験を1週間続けたら、運動をやめてもその効果が3日以上持続していた。

こうした健康効果は、1歩1歩走るたびに、頭部がショックを受けることで生じるのではないか、とされている。

ストレスを強く感じた日には、帰宅後、近所をジョギングしてみてはどうだろう。走ったあとは、イヤな気分をすっかり忘れているかもしれない。

イヌと散歩するうちに、「幸せホルモン」がどんどん分泌される！

ペットを飼っている人は、飼っていない人と比べて、同じレベルのストレスを受けてもダメージが少ないのではないか。

かわいいイヌやネコとふれ合うとき、「愛情ホルモン」ともいわれるオキシトシンが分泌される。これは、幸せな気分や心の安らぎをもたらすホルモン。ペットとじゃれ合っているうちにたっぷり分泌され、ストレスを忘れさせてくれる。

ペットのなかでも、とくにストレス解消効果の高いのが、毎日散歩させる必要があるイヌだ。急に立ち止まったり、小走りになったりと、イヌの散歩は早歩きのウォーキング並みの運動量。しかも日光を浴びながら散歩をしていると、セロトニンがどんどん分泌される。朝晩の散歩につき合っていると、生活が規則正しくなって、いいことづくめだ。

part

10

心と体をじわじわ蝕む
ストレスな習慣、
ぜんぶ集めました。

嫌な記憶をつい思い出してしまう。
お酒でうさを晴らしがち。
休日は寝だめがいちばんの幸せ。
こうした習慣をやめないと、
ストレスに負けるのは間違いない！

イライラしたら八つ当たり。その結果、怒りがどんどん増していく！

ストレスがたまってくると、明らかに不機嫌になって、負のオーラをまき散らす人がいる。まわりの人はいい気分がしないが、多少、不愉快にさせる程度ならまだましかもしれない。

イライラを心のなかで処理し切れない人の場合、その気持ちを抑えきれなくなって、手当たり次第に八つ当たりをはじめてしまう。

ストレスの原因とは関係のない人に怒りをぶつけ、根拠のない敵意を向け、言わなくてもいい言葉を発する。ゴミ箱や壁を蹴飛ばし、パソコンのキーボードを乱暴に叩くなど、手近なものにも当たる。

ひどい場合は人間関係が崩れ、職場での居場所がなくなったり、友人や夫婦の関係が破綻したりすることもある。

いくらストレスがたまっても、八つ当たりは絶対にやってはいけない。怒りを覚えるはじめの段階が肝心で、ぐっとこらえるべきだ。イヤな感情を何かにぶつけたら、怒りは一層ふくらんでいくと、米国オハイオ州立大学の研究が証明している。

研究では参加者たちに、「怒りは枕やパンチングバッグなどにぶつけることで発散できる」と伝えた。そのうえでエッセイを書いてもらい、それを酷評した。

参加者たちは当然、腹が立つ。その怒りをパンチングバッグを殴って発散しようとしたが、怒りは一向に収まらない。それどころか、さらに感情が攻撃的な方向にエスカレートし、酷評した人はもちろん、まわりの関係ない人に対しても、怒りをぶつけるようになってしまった。

この研究から学べるように、ストレスがたまってイライラした場合、八つ当たりをするのは逆効果なのだ。

腹が立ったときは、これまでに紹介してきたように、「6秒我慢する」「左手の拳をにぎる」「とりあえず、その場から離れる」といった対処方法を試すようにしよう。関係ない人やものに当たっても、いいことは何ひとつない。

昔、腹が立ったことを思い出し、ムカムカした気分になるのは最悪！

15年前、仕事でちょっと失敗をした。確かに自分が悪かったけど、あのときの部長の怒り方といったら。いま考えても、あれはおかしかったと思う。

20代後半のとき、友人にひどいことを言われて、すごく腹が立った。その日を最後に、一度も会っていない。

こういった昔のイヤな出来事を、ときどき思い出すことはないだろうか。自戒も込めて、もうこういった経験はしたくないと誓う。しかし、考えているうちに、心臓が激しくバクバクしはじめる……。

過去に腹が立った出来事を、脳のなかにある記憶の引き出しに浅くしまい込んで、ことあるごとに引っ張り出す。こういった非生産的なことをしていると、ストレスがたまっていくばかりだ。

米国ペンシルバニア州立大学の研究報告を知ると、昔のネガティブな記憶は思い出すべきではないと思うはずだ。

その研究では、過去の腹立たしい出来事を思い出した人は、そのときに経験したことが再現され、血圧が急激に上昇したという。イヤな記憶が何十年も前のものであっても、体の反応は同じだった。

無駄なストレスで心身が疲弊するのは馬鹿らしい。過去に起こった出来事は、決して変えられない。タイプスリップして、しくじった仕事をやり直したり、悪口を言う昔の友人に言い返したりはできないのだ。いくらそのとき、はらわたが煮えくり返ったとしても、もうとっくの昔に終わってしまったことだ。

腹が立った出来事を思い出すたびに、記憶に一層深く刻み込まれて、どんどん忘れられないようになっていく。そうなれば思い出す頻度も増して、そのたびにストレスにさらされてしまう。

腹が立った思い出は、記憶の倉庫の奥に置いておく。ふと思い出しかけても途中でストップし、しまい直してカギをかけておこう。

ストレスをお酒で紛らわせると、イヤな気分がどんどん大きくなっていく!

普段からお酒を飲んでいる人は、ストレスの多いときには酒量が増える傾向がある。お酒を飲む習慣がない人も、仕事や人間関係で腹が立ったり、イライラやモヤモヤが消えなかったりしたときには、つい飲んでウサを晴らしたくなる。

飲み過ぎないのなら、お酒で気晴らしするのもいいじゃないか、と思う人がいるかもしれない。けれども、イヤな気分に陥っているとき、ストレス発散を目的に飲むのは禁物だ。

東京大学によるネズミを使った実験を紹介しよう。ネズミに電気ショックを与えたあとでアルコールを注射し、どういった変化があるのかを分析した。その結果、電気ショックの恐怖が薄れるどころか、記憶が強まって固定されてしまった。

イヤなことを忘れようとしてお酒を飲むと、酔っているときこそ気分が良くなって、ストレスを発散したかのような気分になる。しかし、ひと晩眠って朝になると、イヤな記憶が一層強く脳に刻まれているのだ。

お酒とイヤな記憶との関係については、米国国立衛生研究所の報告にも耳を傾けたい。お酒を毎日のように飲んでいると、イヤな記憶を忘れる能力が低下する、というものだ。

こうした研究報告から、仕事が忙しいときなど、ストレスが強くかかるときには、お酒は控えておくほうがいい。

ストレスを感じているとき、お酒を飲むのは逆効果でしかない。イヤなことを忘れてしまいたいのなら、早い段階で楽しいことを体験して、記憶を上書きするのがいちばんだ。

寝酒もやめたほうがいい。眠っている間に、心身の疲れが取れにくくなる。お酒を飲んですぐに寝ると、アルコールが分解される過程で生まれるアセトアルデヒドが交感神経を刺激し、眠りが浅くなってしまうからだ。

お酒は楽しい気分のとき、晩の食事といっしょに適量を飲むのがいちばんだ。

リモートワークで日光に当たらないと、「幸せホルモン」が不足してイライラする！

コロナ禍で急に広がったリモートワーク。出社する必要がないので、ほとんど家にこもりっぱなしという人もいるようだ。

しかし、外出しない習慣がつくのは良くない。「幸せホルモン」セロトニンは、目の網膜が明るい光を浴びることによって分泌される。日光不足で分泌量が減ると、幸福感が足りなくなり、気分が落ち込んだりイライラが募ったりしやすくなってしまう。セロトニンは「睡眠ホルモン」メラトニンの材料でもあるので、不足すると睡眠の質が低下して、ストレスが一層たまりかねない。

自宅で仕事をするフリーランスの人や、仕事をリタイアして出歩かなくなったシニア層などもセロトニン不足になりやすい。こうした人たちは意識的に外出し、できるだけ日光を浴びることが大切だ。

休日はゆっくり眠って寝だめ。それでは時差ぼけになって、夜に眠れなくなる！

仕事が忙しく、終日ストレスを感じて、家に帰ったころにはクタクタ。帰宅が遅いので、睡眠時間は十分取れない。このように多忙を極めた週の終わり、たっぷり寝だめをして疲れを回復させようとする人もいるだろう。

寝だめは気持ちのいいものだが、次の週末からはやめておこう。疲れがかえって取れなくなり、逆にストレスが一層たまってしまう可能性が高いからだ。

普段よりも起床時間がずっと遅くなると、「社会的時差ぼけ（ソーシャル・ジェットラグ）」に陥ってしまう。日中に活動モードにならなかったり、夜になっても眠気が湧かなくなったりと、睡眠と活動のリズムが狂ってしまうのだ。

休日の朝にゆっくり寝ていたい場合も、いつもより2時間以上遅く起床してはいけない。疲れが取れないようなら、午後3時までに短時間の昼寝で補うのが賢明だ。

夕食後、スマホを見ながらだらだら過ごす。だから眠れず疲れが取れない！

時間が空いたらすぐにスマホを手にする人は、寝床に入ったあとも見続けることがある。これは快眠を遠ざけ、ストレスをためる最悪の習慣のひとつだ。

暗いなかでスマホを見ると、非常に強い光であるブルーライトが目の網膜を直撃し、脳が覚醒して眠れなくなる。画面を目の負担が少ない暖色系に設定しても、ゲームやSNS、ニュースなどの刺激的な情報から悪影響を受けてしまう。

中国の第二軍医大学の研究によると、就寝30分前からスマホを使わないようにすると、早く寝つけるようになったという。ほかにも睡眠時間が長くなったり、眠気が強まったりというメリットが認められた。

スマホを使うのは夕食前まで、夜の充電は寝室ではない部屋で行う、などのことをルールにしたいものだ。

寝る直前にコップ1杯の水。それで夜中に目がさめてトイレへ直行！

眠っているときには大量の汗をかき、水分を失って血液がドロドロになるので、寝る前にコップ1杯の水を飲む。年を取ったから健康のためにと、この習慣を取り入れている人もいるだろう。しかし、中高年なら逆にやめておいたほうがいい。

年を取ったら、膀胱が固くなるなどの理由から、ただでさえ夜中にトイレに起きやすくなる。寝る直前に水を飲んだら、その傾向が一層加速してしまう。

灯りをつけた廊下を歩き、トイレで用を足すうちに脳は覚醒していく。寝床に再び入っても、なかなか寝つけなくて、睡眠の質が低下する可能性が高いのだ。これでは疲れが取れず、その日のストレスを解消し切れない。

コップ1杯の水は寝る直前ではなく、遅くても寝床に入る1時間前までに飲んでおこう。そして寝る前にトイレに行けば、尿意を感じて起きることが少なくなる。

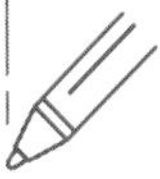

主な参考図書

○『疲れない大百科』（工藤孝文／ワニブックス）
○『図解ストレス解消大全』（堀田秀吾／SBクリエイティブ）
○『脳科学で解き明かすストレスと脳の取扱説明書』（ニュートンプレス）
○『体をととのえる自律神経の取扱説明書』（ニュートンプレス）
○『ストレスの取扱説明書』（大平英樹・監修／ニュートンプレス）
○『医者が教える疲れない人の脳』（有田秀穂／三笠書房）
○『セルフケアの道具箱』（伊藤絵美／晶文社）
○『精神科医が教えるストレス、不安、落ち込み、憂鬱な気分を解消する最善の知恵とコツ』（渡部芳徳・監修／主婦の友社）
○『ストレス不調を自分でスッキリ解消する本』（木村容子／さくら舎）
○『不安やストレスに悩まされない人が身につけている7つの習慣』（武神健之／産学社）
○『5分でできる「プチ・ストレス」解消術』（保坂隆・監修／PHP研究所）
○『対人関係療法でストレスに負けない自分になる』（井上智介・監修／日本能率協会マネジメントセンター）
○『長生きしたければ「呼吸筋」を鍛えなさい』（本間生夫／青春出版社）
○『ストレス完全解消テクニック』（プレジデント社）

主な参考論文

○『青色のストレス反応抑制効果～唾液コルチゾールによる検証～』（長岡技術科学大学、野村収作）

主な参考ホームページ

○厚生労働省…こころもメンテしよう
○東京大学…「お酒を飲んでも嫌なことは忘れられない？」
○名古屋大学…紙とともに去りぬ ～怒りを「書いて捨てる」と気持ちが鎮まることを実証～
○名古屋大学総合保健体育科学センター…筋弛緩法
○東邦大学…匂いと脳のストレス応答
○千葉大学…歯磨き行動には脳を活性化する効果あり
○公益社団法人 日本アロマ環境協会…アロマで医療現場のストレスを軽減できる可能性
○糖尿病ネットワーク…うつ病のリスクは魚を食べると減少「n-3系脂肪酸」の予防効果
○The NewYork Times…休暇があなたの幸福に与える影響
○AFP…メールチェックやめれば仕事のストレスが減る、米研究
○Harvard Business Review…ストレスを断ち切りたければ、嫌な出来事を思い返すのはやめよう

○日経Gooday…「ため息」は体にいい？　悪い？
○Forbes…他者の幸せを祈ることで心の健康が改善　新たな研究結果
○PRESIDENT WOMAN…「6秒間我慢しても逆効果」自衛隊メンタル教官が教える怒りを一瞬で消す〝最も効果的な方法〟／メール確認は1日3回まで　根拠なき妄想…実行すると幸福度が上がる新習慣3つ
○東洋経済ONLINE…「嘘の笑顔で自撮りする人」が幸せになれる根拠
○クロワッサン…首筋シャワーで肩や首のこりをほぐし、自律神経も整える
○ELEMINIST…ニクセンとは？　その効果や方法をわかりやすく紹介
○LIFEHACKER…オランダの概念「niksen」に学ぶ「何もしない」方法
○JCASTニュース…花を育てる高齢者はいきいき　認知症予防に「園芸療法」が注目
○ネスレ日本…日本人の「ありがとう」を徹底解剖！キットカット 調査リリース
○大正製薬…疲れに効くコラム
○三菱電機ITソリューションズ…ストレスに負けないための「スルースキル」を身につける
○NTT東日本 BIZ DRIVE…ブルーマンデー症候群は休日の過ごし方で解消
○アロパノール…ストレス研究室

本文デザイン…青木佐和子
編集協力…編集工房リテラ（田中浩之）

青春新書
PLAYBOOKS

人生を自由自在に活動《プレイ》する

人生の活動源として

いま要求される新しい気運は、最も現実的な生々しい時代に吐息する大衆の活力と活動源である。

文明はすべてを合理化し、自主的精神はますます衰退に瀕し、自由は奪われようとしている今日、プレイブックスに課せられた役割と必要は広く新鮮な願いとなろう。

いわゆる知識人にもとめる書物は数多く窺うまでもない。

本刊行は、在来の観念類型を打破し、謂わば現代生活の機能に即する潤滑油として、逞しい生命を吹込もうとするものである。

われわれの現状は、埃りと騒音に紛れ、雑踏に苛まれ、あくせく追われる仕事に、日々の不安は健全な精神生活を妨げる圧迫感となり、まさに現実はストレス症状を呈している。

プレイブックスは、それらすべてのうっ積を吹きとばし、自由闊達な活動力を培養し、勇気と自信を生みだす最も楽しいシリーズたらんことを、われわれは鋭意貫かんとするものである。

―創始者のことば―　小澤和一

監修者紹介

工藤孝文

1983年福岡県生まれ。福岡大学医学部卒業後、アイルランド、オーストラリアへ留学。帰国後、大学病院、地域の基幹病院を経て、現在は、福岡県みやま市の工藤内科で地域医療を行っている。専門は、糖尿病・肥満症・漢方治療。「ガッテン!」(NHK)、「世界一受けたい授業」(日本テレビ) など、テレビ番組への出演・医療監修のほか、健康関連の著作も多い。日本内科学会・日本糖尿病学会・日本肥満学会・日本抗加齢医学会・日本東洋医学会・日本女性医学学会・日本高血圧学会・小児慢性疾病指定医。

「ストレスに負《ま》けない人《ひと》」の習慣《しゅうかん》、
ぜんぶ集《あつ》めました。

青春新書 PLAYBOOKS

2024年11月25日　第1刷

監修者　工《く》藤《どう》孝《たか》文《ふみ》

編　者　ホームライフ取材班《しゅざいはん》

発行者　小澤源太郎

責任編集　株式会社プライム涌光

電話　編集部　03(3203)2850

発行所　東京都新宿区若松町12番1号 〒162-0056　株式会社青春出版社

電話　営業部　03(3207)1916　振替番号　00190-7-98602

印刷・三松堂　製本・フォーネット社

ISBN978-4-413-21218-2